AROMA-ZONE
EXPERT NATUREL EN SOINS & BEAUTÉ

COSMÉTIQUES À FAIRE SOI-MÊME

50 recettes pour une beauté au naturel

Éditions marie claire

Et pourquoi pas?

Faire soi-même ses cosmétiques n'est pas aussi difficile qu'on pourrait le penser. Quelques réflexes de base très vite acquis, et le bon sens fera le reste...

La Nature regorge de richesses aux fabuleuses propriétés pour la beauté de la peau et des cheveux. Cet ouvrage vous propose de découvrir quelques-uns de ces trésors à travers **50 recettes simples, ludiques et glamour** de soins beauté et bien-être complets pour le visage, le corps et les cheveux.

Une beauté libre en accord avec vos envies et votre nature...

Avec ce livre, et plus globalement avec Aroma-Zone, nous avons souhaité partager notre passion pour le bien-être et la beauté au naturel, et donner à tous l'accès aux actifs bienfaisants de la Nature, en donnant la possibilité de les connaître, de les choisir et de les mettre en œuvre **pour une cosmétique libre, active et maîtrisée dont vous serez l'acteur.**

Ce livre est ainsi une invitation à explorer **une beauté saine, naturelle et en accord total avec vos envies, vos goûts et votre nature**, mais aussi au plaisir et à la satisfaction que vous apporteront ces réalisations.

Une invitation à offrir, à s'offrir ou encore à partager...

Sommaire

10 bonnes raisons pour vous lancer...

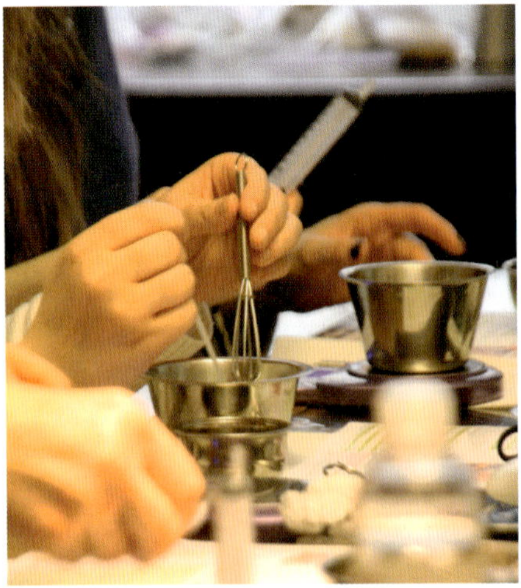

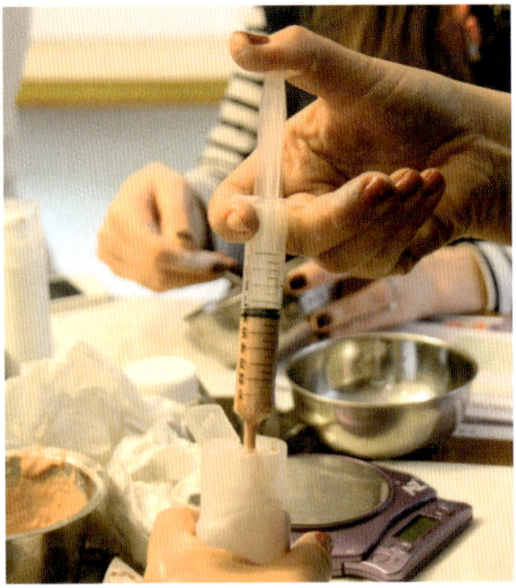

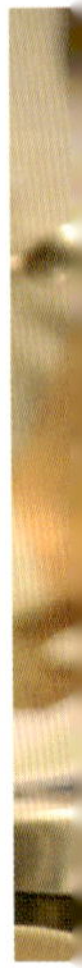

❶ **100 % personnalisable** : vous créez des soins vraiment adaptés à vos besoins, vos envies et votre éthique, et choisissez les ingrédients qui conviennent à votre peau et vos cheveux et qui reflètent vos convictions.

❷ **Sûr** : vous maîtrisez la composition des produits, ce qui permet d'éviter les ingrédients potentiellement nocifs ou auxquels vous êtes sensible.

❸ **Sain** : vous évitez les parabens, les silicones synthétiques et autres huiles minérales qui étouffent la peau et le cheveu.

❹ **Efficace** : la réalisation de soins « maison » permet d'employer une forte proportion d'ingrédients « actifs » (huiles végétales, hydrolats, actifs cosmétiques, huiles essentielles...) et d'avoir des produits avec une réelle efficacité sur la beauté et la santé de votre peau.

❺ **Économique** : les cosmétiques « maison » ont un prix de revient bien inférieur aux cosmétiques du commerce, car c'est vous qui fabriquez et vous économisez ainsi tous les coûts commerciaux et marketing des cosmétiques industriels.

❻ **Écologique** : les ingrédients utilisés sont le plus souvent d'origine naturelle et écologique, les packagings sont réutilisables. Le fait de créer ses propres cosmétiques s'inscrit dans une démarche globale de réduire sa consommation de produits fabriqués industriellement, transportés, emballés... et de

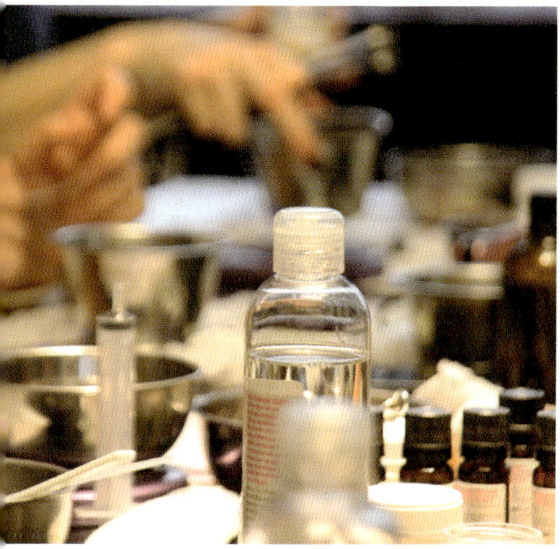

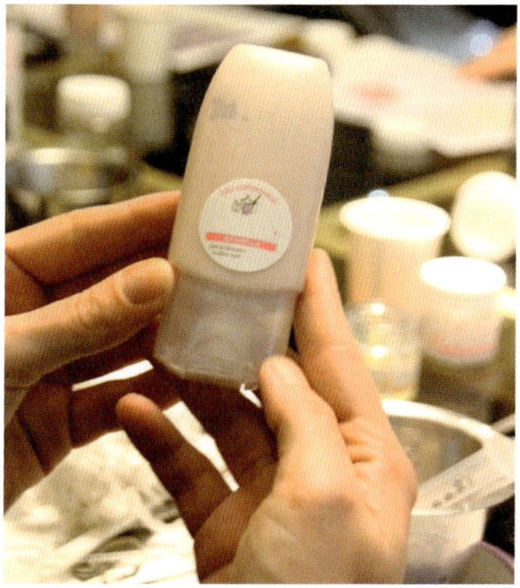

s'orienter vers une consommation plus responsable et plus naturelle avec des produits plus simples et ciblés sur vos besoins réels, plutôt que de multiplier les achats de crèmes et lotions qui encombrent vos placards et étouffent votre peau.

❼ **Ludique et convivial** : redécouvrez le plaisir du « fait maison », développez votre créativité en jouant avec les textures, les couleurs, les parfums... Invitez vos ami(e)s à une séance collective de formulation...

❽ **Sensoriel** : quel plaisir de sentir le parfum de chaque huile essentielle, d'essayer le toucher des différents beurres ou huiles végétales sur la peau, et d'apprendre à les associer pour créer vos propres senteurs et textures !

❾ **Libre et responsable** : prenez la responsabilité de votre bien-être et de votre beauté en apprenant à mieux connaître votre peau, ce qui lui fait du bien et ce qui ne lui réussit pas, et à modifier vos habitudes pour un mode de vie plus sain favorisant naturellement bien-être et beauté plutôt que de compter sur la « crème miracle » pour être la solution à tous vos problèmes.

❿ **Gratifiant** : quel coup de boost pour la confiance en soi que de préparer des soins naturels, agréables et efficaces et pouvoir dire « c'est moi qui l'ai fait » ! Offrez des produits préparés avec amour et avec des ingrédients naturels et de qualité pour des cadeaux « chargés en énergie positive » et en « intention » !

Le B.A.-BA

Quelques règles d'hygiène à respecter et quelques réflexes à adopter pour réaliser en toute sécurité vos préparations cosmétiques « maison ».

Règles d'hygiène et de sécurité

❶ Lavez-vous soigneusement les mains avant de commencer vos préparations cosmétiques.

❷ La confection de crèmes ou baumes nécessite parfois des chauffes importantes d'ingrédients. Les précautions d'usage doivent être respectées pour éviter brûlures et projections. Il est conseillé de porter des gants et des lunettes de protection (notamment lors de la manipulation d'huiles essentielles).

❸ Les produits cosmétiques contenant une phase aqueuse (eau, hydrolat...) sont très sensibles. Il est donc indispensable de respecter une hygiène parfaite :

- désinfecter les ustensiles et contenants s'ils ne sont pas neufs à l'aide de nos conseils de désinfection,
- minimiser les contacts avec la crème, le gel ou le lait et préférer des flacons munis d'une pompe ou l'utilisation de spatules cosmétiques pour les pots.

❹ Pour la confection des produits de maquillage, les oxydes et autres pigments sont tachants. Nous vous conseillons de ne pas utiliser de récipient émaillé (préférer l'inox ou le verre), de protéger vos vêtements et de porter des gants.

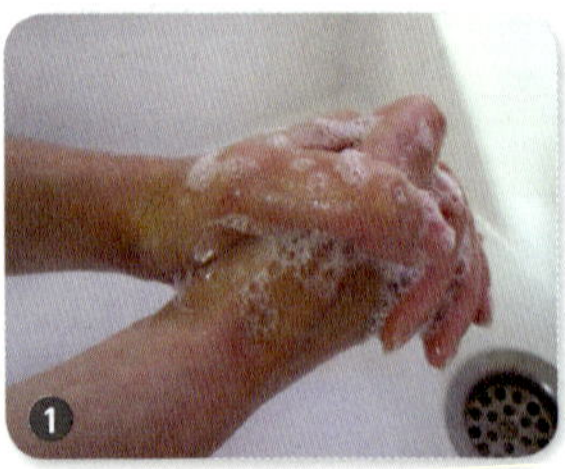

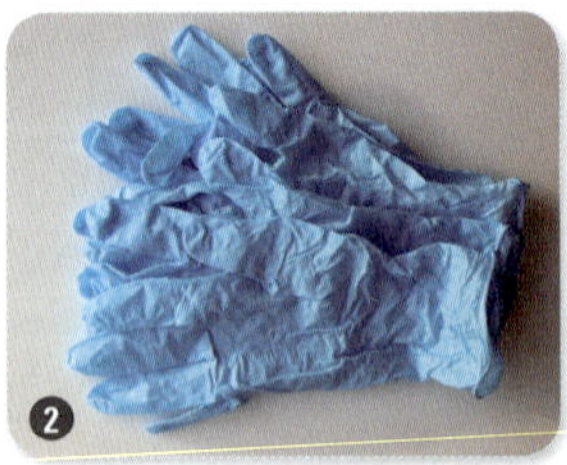

❺ Vos ingrédients et produits finis doivent être soigneusement étiquetés, notamment en inscrivant la date de fabrication de votre produit et la date limite d'usage. Conservez vos préparations à l'abri de la lumière et de la

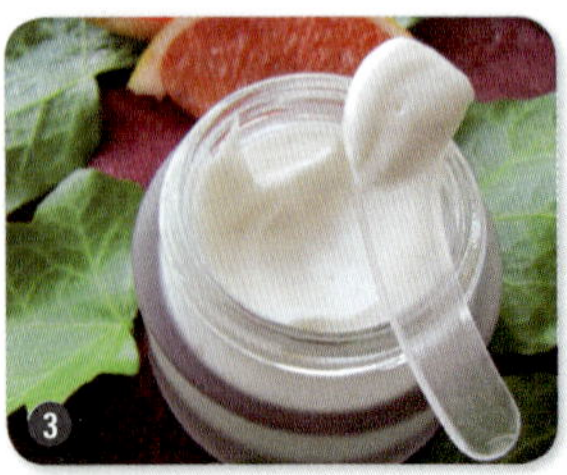

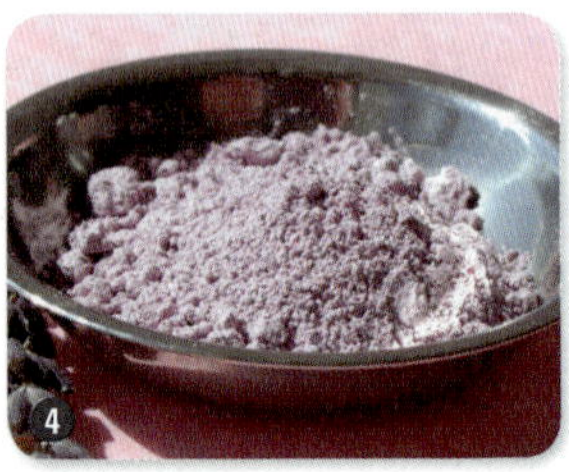

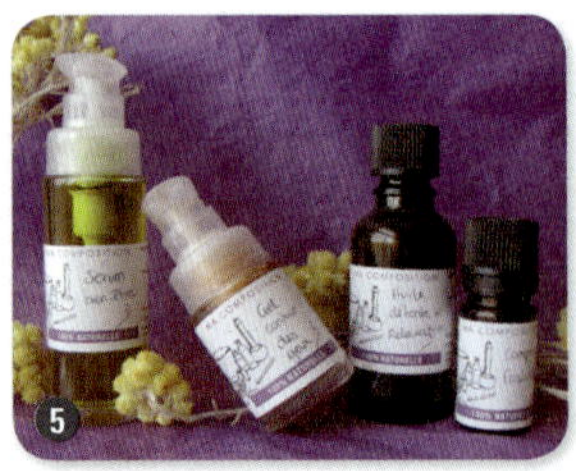

chaleur et utilisez-les dans les délais indiqués dans les recettes. N'hésitez pas à jeter votre préparation si elle change d'aspect ou si elle présente une odeur désagréable. Laissez les ingrédients et les préparations hors de portée des jeunes enfants.

Nettoyage et désinfection

❻ Le matériel et les contenants se nettoient à l'eau chaude savonneuse. Séchez-les ensuite soigneusement.

❼ Si vous avez utilisé des cires dans votre recette, ne mettez pas d'eau ou de savon immédiatement. À la place, pour plus d'efficacité, faites réchauffer votre récipient pour faire fondre le peu de produit qu'il reste, puis enlevez-le à l'aide d'un papier absorbant sec en prenant garde de ne pas vous brûler. Lavez ensuite votre récipient à l'eau et au savon pour finir d'enlever la fine pellicule grasse qui reste.

❽ Si un beurre s'est solidifié à l'intérieur d'une pipette, faites couler un filet d'eau très chaude sur la pipette pour faire fondre le beurre, puis nettoyez-la ensuite avec de l'eau et du savon pour finir d'enlever le surplus de matière grasse.

❾ Méthode de désinfection « thermique » : passez à l'eau bouillante pendant 10 minutes les contenants pouvant supporter la chaleur (verre, inox, PP), puis séchez-les soigneusement à l'aide d'un chiffon propre et sec.

❿ Méthode de désinfection « chimique » : rincez le matériel et les contenants à l'alcool, puis laissez-les sécher à l'air libre. Pour vos pipettes, rincez l'intérieur en aspirant, puis en rejetant de l'alcool à plusieurs reprises. Évitez d'appliquer de l'alcool sur les graduations qui pourraient s'effacer.

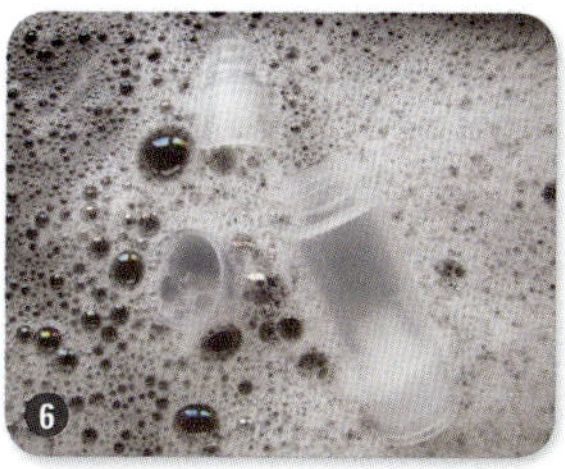

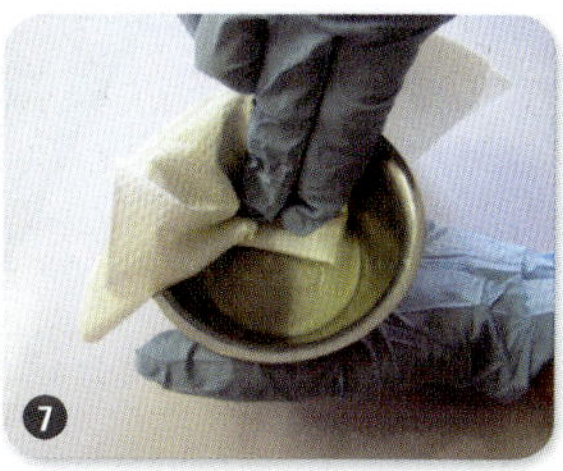

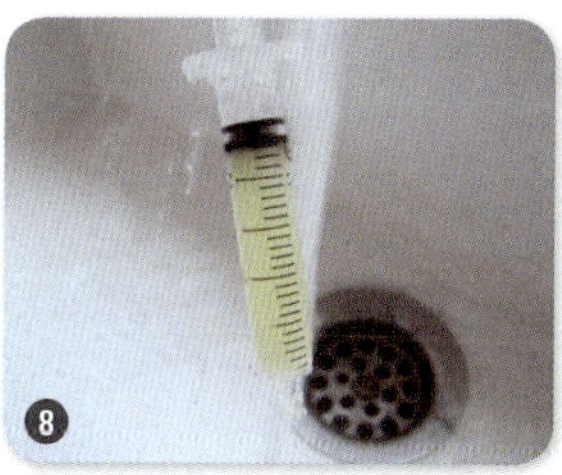

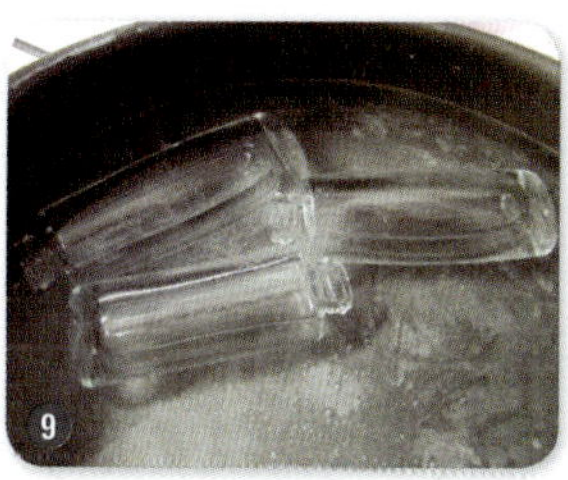

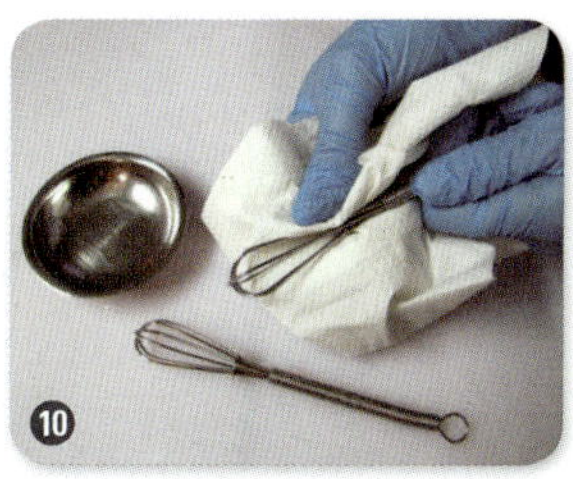

Conseils pratiques : mise en œuvre et méthode de travail

⓫ Pour prélever sans balance les bonnes quantités sur les beurres, faites fondre à feu doux au bain-marie la totalité de votre contenant puis, lorsque le beurre est fondu, prélevez à l'aide de la pipette graduée la quantité nécessaire en millilitres.

⓬ Lors du prélèvement de liquide avec votre pipette et pour une même recette, vous n'êtes pas obligé(e) de nettoyer l'intérieur de la pipette entre deux huiles ou deux beurres différents. Vous pouvez simplement essuyer l'embout avec un papier absorbant.

⓭ Si vous réalisez une émulsion, assurez-vous, avant de verser la phase eau dans la phase huile, que les deux phases sont bien homogènes, complètement fondues, sans grumeaux et à bonne température.

⓮ Si vous faites un baume et que ce dernier reste liquide, mettez-le au congélateur quelques minutes afin de le solidifier. Si à l'inverse, la préparation se solidifie trop vite avant le coulage, faites-la réchauffer légèrement au bain-marie pour la liquéfier à nouveau.

⓯ L'acide hyaluronique est un actif qui met du temps à se solubiliser. Ajoutez-le à votre préparation sous forme de pluie, mélangez, puis laissez reposer avant nouvelle agitation, si nécessaire.

Quelle eau minérale utiliser dans vos préparations ?

Choisissez une eau faiblement minéralisée (résidu sec < 500 mg/l) ouverte depuis moins de 48 h et conservée au frais après ouverture, afin d'éviter tout problème d'instabilité.

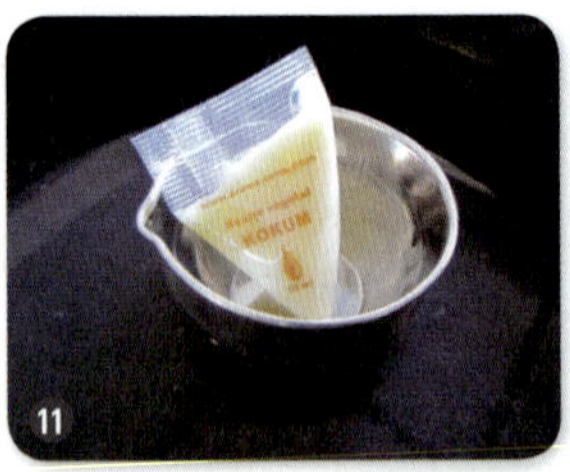
11

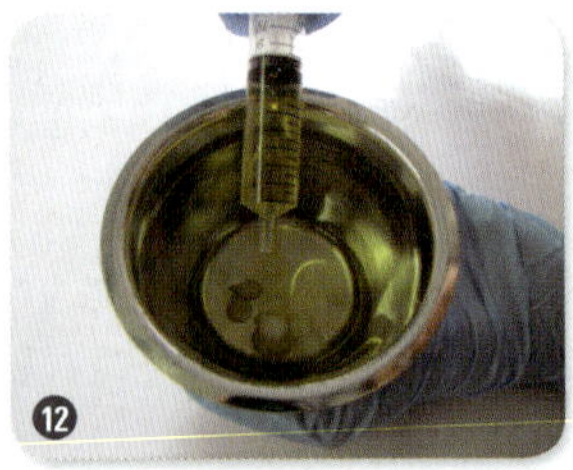
12

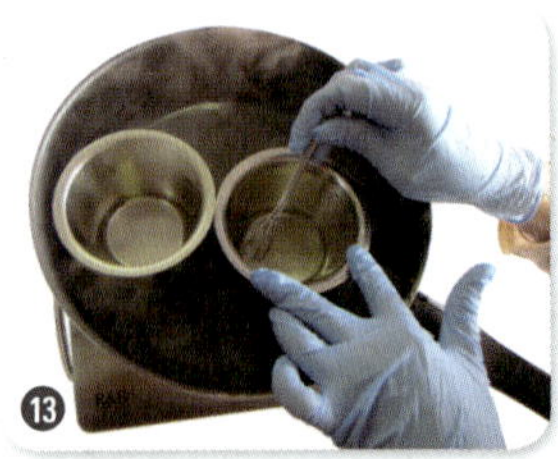
13

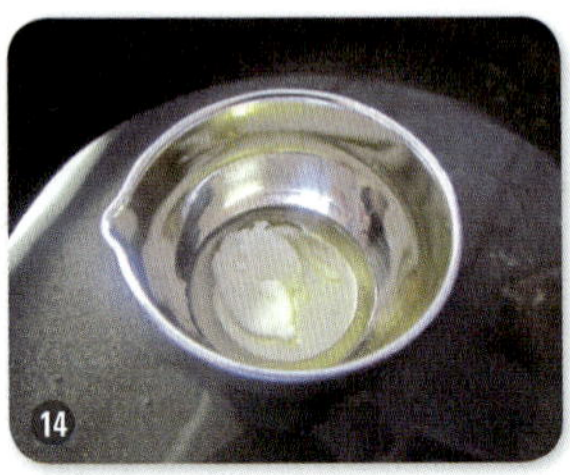
14

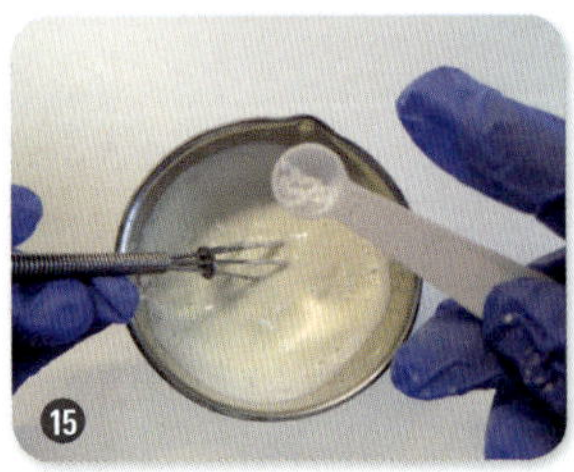
15

Les mesures

Les dosages proposés à l'aide des cuillères à soupe et à café sont donnés à titre indicatif. En effet, ces équivalences dépendent de différents facteurs dont notamment la forme des cuillères.

⑯ Les cuillères et les pelles complètes sont arasées : pour cela, passez une spatule ou une lame de couteau sur la cuillère ou la pelle pour éliminer l'excès de produit.

⑰ Une pointe de couteau.

⑱ ⑲ Les huiles essentielles, fragrances cosmétiques, extraits aromatiques mais aussi les actifs liquides, sont vendus dans des flacons ayant une capsule codigoutte. Dans les recettes, ils se dosent soit en comptant les gouttes, soit en ôtant avec précaution le codigoutte pour prélever la quantité souhaitée avec la pipette graduée.

⑳ Pour prélever le liquide avec la pipette, immergez l'embout de la pipette dans le liquide à prélever. Tirez sur le piston doucement pour aspirer le liquide jusqu'à la graduation cible, tout en veillant à ne pas aspirer de bulle d'air.

㉑ Transférez dans votre bol la quantité prélevée en poussant le piston.

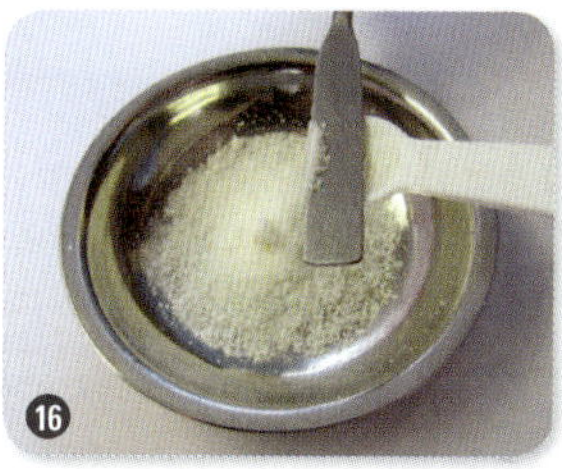

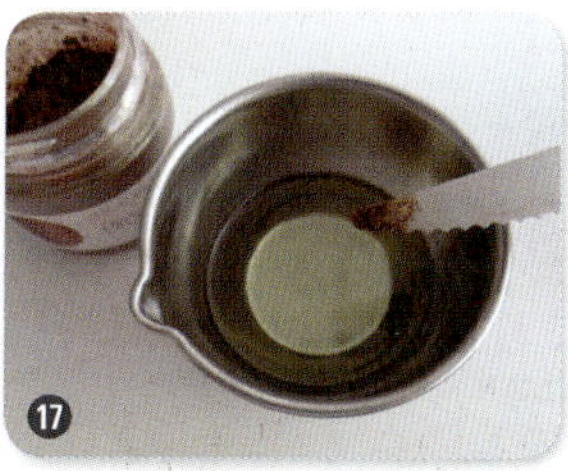

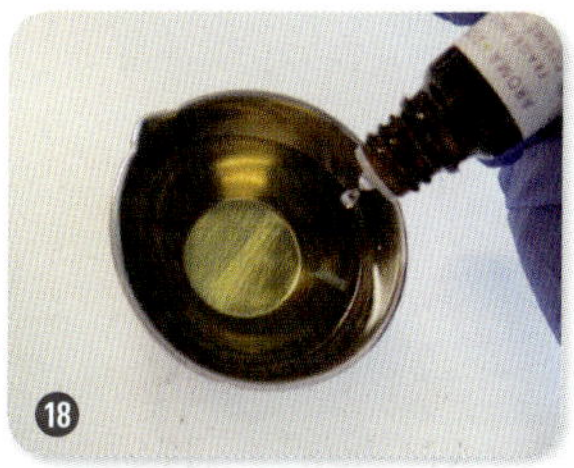

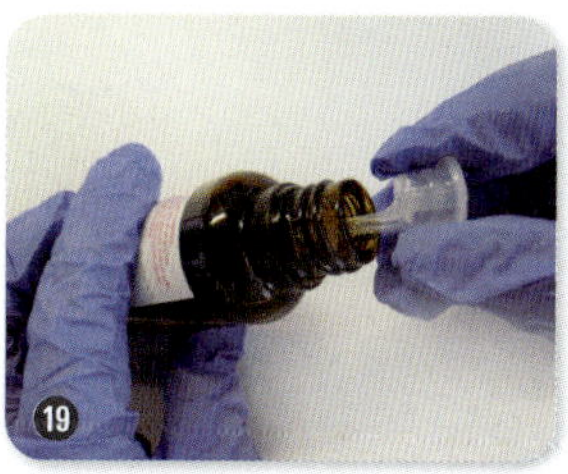

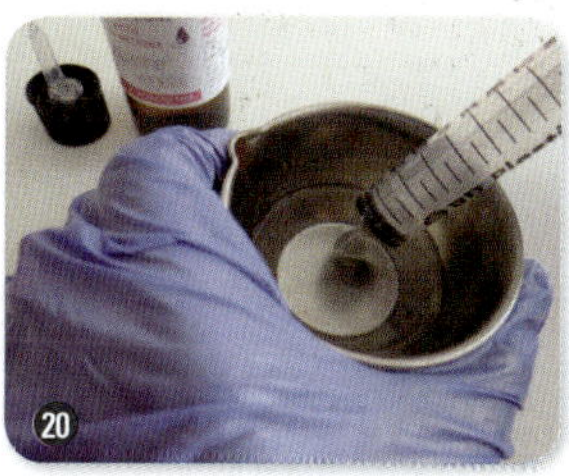

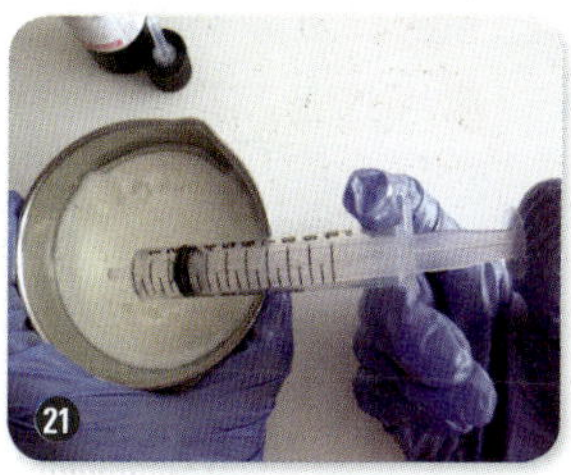

Quelques précautions concernant les huiles essentielles

- **Employez les huiles essentielles** avec modération et précaution. Elles sont très puissantes et très actives.

- **Les huiles essentielles** ne doivent pas être appliquées sur les yeux, le contour des yeux, ou dans les oreilles. En cas de contact, appliquez abondamment une huile végétale, puis rincez à l'eau. Consultez un médecin, si nécessaire.

Avant d'utiliser votre produit...

Comme avec tous les cosmétiques, même naturels, certaines peaux sensibles peuvent réagir : faites toujours un test préalable de 48 h dans le pli du coude pour vérifier qu'aucune réaction n'apparaît avant d'utiliser vos produits.

- **Gardez toujours** les huiles essentielles hors de portée et hors de vue des enfants.
La majorité des huiles essentielles s'emploient diluées dans une huile végétale (ou dans une crème) sur la peau.

- **D'une manière générale,** nous déconseillons l'usage d'huiles essentielles pour les femmes enceintes ou allaitantes, les personnes hypersensibles ou ayant des problèmes de santé graves. Sauf avis médical, n'utilisez pas non plus d'huiles essentielles chez les bébés et les enfants de moins de 3 ans. Pour les enfants de plus de 3 ans, utilisez-les exclusivement sous contrôle médical.

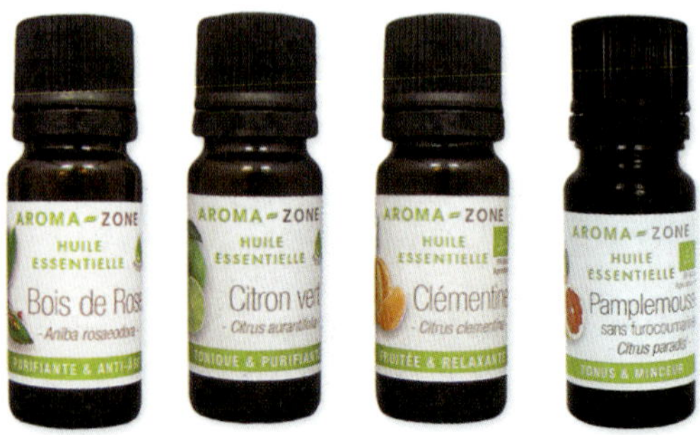

Le matériel nécessaire

Pour réaliser les recettes du livre, un matériel de base très simple suffit :

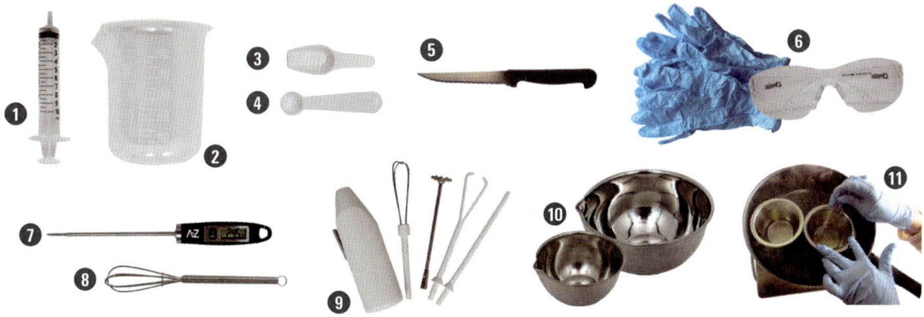

Pour doser

❶ **Pipette graduée 10 ml** : elle permet de doser avec précision les ingrédients sous forme liquide en millilitres (ml) et aussi de transférer vos préparations dans les flacons.

❷ **Bécher gradué 100 ml** : il permet de réaliser des dosages de grande quantité pour les ingrédients sous forme liquide en millilitres (ml).

❸ **Pelle de 2 ml** : elle permet de doser les ingrédients sous forme poudreuse. La pelle de 2 ml peut être remplacée par des cuillères à soupe et à café en inox.

❹ **Cuillère de dosage de 0,5 ml** : elle permet de réaliser des dosages précis de faible quantité pour les ingrédients en poudre.

❺ **Couteau** : il est utile pour araser vos cuillères et pelles et pour réaliser de tous petits dosages de l'ordre d'une pincée.

Hygiène

❻ **Des gants et des lunettes de protection** sont conseillés pour manipuler certaines matières premières.

Pour fabriquer

❼ **Thermomètre** : facultatif. Toutefois, il facilitera la réalisation des émulsions.

❽ **Mini-fouet** : pour mélanger vos préparations manuellement. Ce fouet suffit pour la grande majorité des recettes de ce livre.

❾ **Batteur-mousseur électrique** : grâce à ses différents mobiles, le batteur-mousseur électrique permet de mélanger vigoureusement vos préparations et d'obtenir des laits et des crèmes de textures variées (mousse, crème fouettée...).

❿ **Bols résistant à la chaleur (inox, Pyrex)** : pour réaliser vos mélanges et permettre leur chauffe au bain-marie.

⓫ **Bain-marie** : pour chauffer en douceur vos ingrédients, lorsque c'est nécessaire. Un bain-marie peut facilement être constitué à l'aide d'une casserole et d'une gazinière ou plaque chauffante.

⓬ **Filtre à café + entonnoir** : pour filtrer certaines préparations.

Les ingrédients

Les huiles végétales, macérâts huileux et les beurres végétaux

Grâce à leur **richesse en acides gras essentiels, en vitamines et en actifs naturels** (phytostérols, caroténoïdes, squalène...), les huiles et beurres végétaux **nourrissent et protègent la peau** de la déshydratation, des agressions extérieures et du vieillissement. Indispensables en cosmétique maison comme **ingrédients de base** pour la formulation de baumes et crèmes, ce sont aussi de **fabuleux actifs réparateurs, régénérants**, anti-âge ou bonne mine.

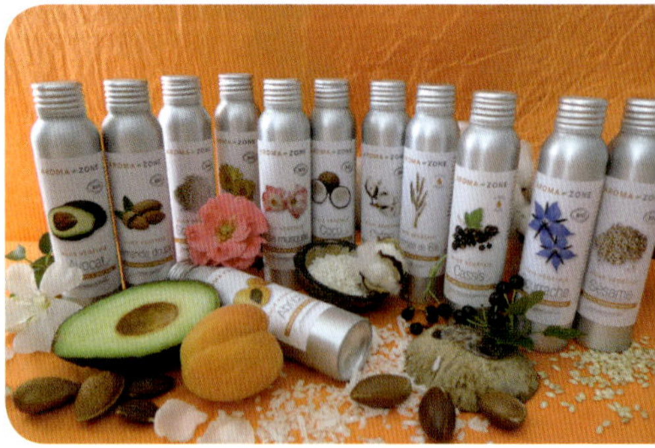

Pour	Pensez à...
Prévention du vieillissement cutané	Huiles végétales de Son de riz, Cranberry, Framboise, Figue de Barbarie
Peau sèche	Huiles végétales d'Amande douce, Bourrache, Avocat, Coton
Peau mixte à grasse	Huiles végétales de Melon d'eau, Dattier du désert, Jojoba
Peau sensible ou atopique	Huiles végétales de Cameline, Chaulmoogra, Inca inchi
Peau mature	Huiles végétales de Rose musquée, Argan, Onagre, Camélia
Peau à problèmes	Huiles végétales de Baies de laurier, Nigelle, Jojoba
Peau irritée ou abîmée	Macérât huileux de Calendula, huiles végétales de Calophylle inophyle, Cameline, beurre de Karité
Peau terne	Huiles végétales de Tomate, Abricot, Buriti, Argousier
Soins du contour des yeux	Huiles végétales de Son de riz, Avocat, Carthame
Soins du buste	Macérât huileux de Bellis, huiles végétales d'Onagre, Chanvre
Soins capillaires	Macérât huileux de Monoï, huiles végétales de Coco, Kukui, Brocoli
Vergetures	Huiles végétales de Rose musquée, Germe de blé, beurre de Karité
Soins des lèvres	Beurres de Cacao, Karité, huile végétale de Ricin
Massage	Huiles végétales de Macadamia, Sésame, Noisette, macérât huileux de Vanille

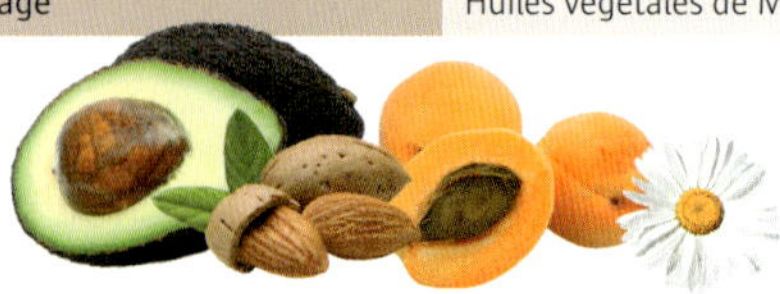

Les hydrolats

Les hydrolats sont **issus de la distillation par entraînement par la vapeur d'eau** de la plante. Il s'agit de la phase aqueuse récoltée à la sortie de l'alambic après décantation, ce qui en fait une **eau chargée en composés aromatiques des plantes**. Choisissez-les, 100 % purs, très frais et issus de plantes sauvages ou d'agriculture biologique. Les hydrolats sont de **véritables actifs** qui remplacent ou accompagnent l'eau dans la phase aqueuse de vos cosmétiques maison.

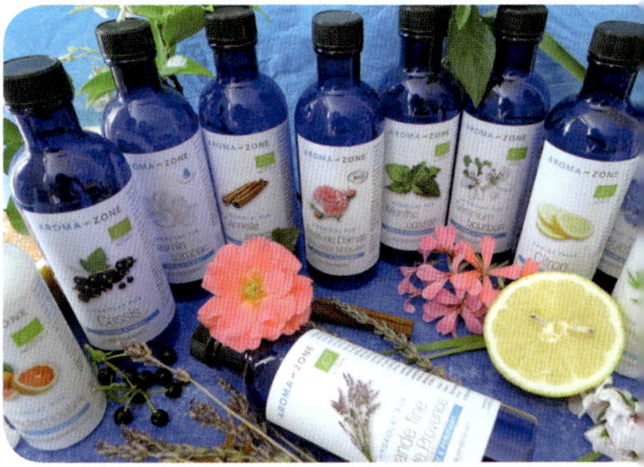

Pour	Pensez à…
Purifier	Hydrolats de Tea tree, Lavande, Laurier noble
Apaiser	Hydrolats de Camomille allemande, Fleur d'oranger, Santal blanc
Réguler le sébum	Hydrolats de Romarin à verbénone, Hamamélis, Bambou
Resserrer les pores, effet astringent	Hydrolats de Rose de Damas, Hamamélis, Pamplemousse
Tonifier	Hydrolats de Rose de Damas, Géranium, Litsée citronnée
Raffermir	Hydrolats de Ciste, Bambou, Rose
Rafraîchir	Hydrolats de Menthe poivrée, Menthe verte, Eucalyptus globulus
Parfumer agréablement vos produits	Eaux aromatiques de Jasmin Sambac, Citron, hydrolat de Cassis
Aider à cicatriser	Hydrolat d'Hélichryse italienne, Lavande, Achillée millefeuille
Prévenir le vieillissement	Hydrolat de Rose de Damas, Encens, Ciste
Décongestionner, effet circulatoire	Hydrolats de Cyprès, Genévrier, Patchouli
Effet minceur	Hydrolats de Pamplemousse, Genévrier, Cyprès
Embellir les cheveux	Hydrolats d'Ylang-Ylang, Tilleul, Sauge officinale
Lutter contre la chute des cheveux	Hydrolats de Sauge officinale, Romarin à verbénone
Réguler la transpiration, déodorant	Hydrolats de Sauge officinale, Hamamélis, Menthe poivrée

Les huiles essentielles

Obtenues par **distillation par entraînement à la vapeur d'eau** (à l'exception des huiles essentielles d'agrumes obtenues par expression à froid), les huiles essentielles **concentrent la force vitale de la plante.** Très puissantes, elles offrent de **très belles propriétés sur la peau et les cheveux** – anti-âge, raffermissantes, purifiantes, réparatrices – et s'utilisent à très faible concentration dans vos cosmétiques maison.

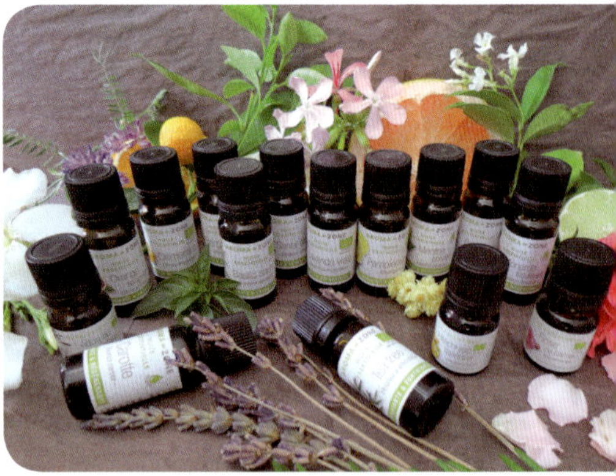

Pour	Pensez à…
Purifier	Huiles essentielles de Fragonia, Lavande, Tea tree
Apaiser	Huiles essentielles de Camomille allemande, Lavande fine
Réguler le sébum	Huiles essentielles de Romarin à cinéole, Citron, Palmarosa
Raffermir	Huiles essentielles de Ciste, Bois de Hô, Bois de Rose
Rafraîchir	Huiles essentielles de Menthe poivrée, Menthe verte
Parfumer agréablement vos produits	Huiles essentielles de Géranium, Clémentine, Ylang-Ylang III
Aider à cicatriser	Huiles essentielles de Myrrhe, Lavande aspic, Hélichryse italienne
Prévenir le vieillissement	Huiles essentielles de Géranium, Rose de Damas, Encens, Curcuma
Décongestionner, effet circulatoire	Huiles essentielles de Lentisque pistachier, Genévrier, Cyprès toujours vert
Effet minceur	Huiles essentielles de Pamplemousse, Cèdre de Virginie, Géranium
Embellir les cheveux	Huiles essentielles de Romarin à cinéole, Ylang-Ylang
Lutter contre la chute des cheveux	Huiles essentielles de Bay Saint Thomas, Cèdre de l'Atlas, Sauge sclarée
Réguler la transpiration, déodorant	Huiles essentielles de Palmarosa, Sauge sclarée
Resserrer les pores	Huiles essentielles de Ciste, Myrte verte, Cèdre
Atténuer les taches pigmentaires	Huiles essentielles de Céleri, Carotte (attention photosensibilisantes)

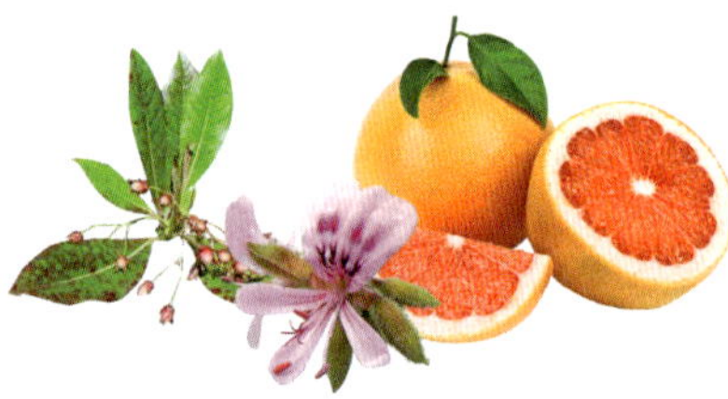

Les actifs et extraits de plantes

Les actifs cosmétiques et extraits de plantes permettent d'ajouter des **propriétés supplémentaires ciblées** dans vos cosmétiques « maison ». Privilégiez des **ingrédients d'origine naturelle**, à choisir en fonction des propriétés recherchées : anti-âge, hydratants, nutritifs, éclat du teint, purifiants, apaisants, amincissants, circulatoires, déodorants... Un **très large choix** est disponible pour composer vos cosmétiques « maison ».

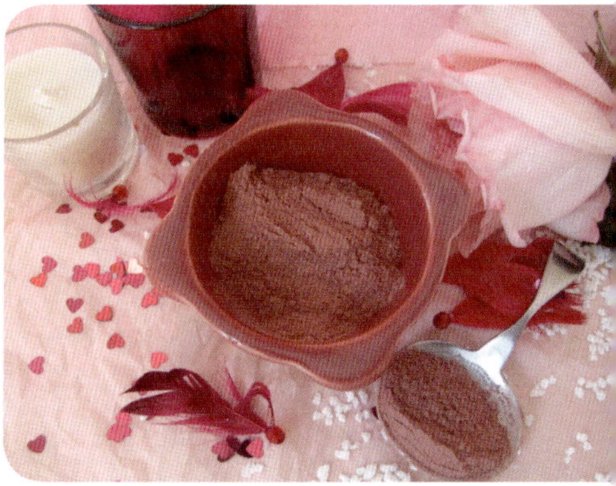

Pour	Pensez à...
Antioxydant (prévention vieillissement)	Coenzyme Q10, Extrait CO2 de Romarin, Actif concentré Éclat & Lumière
Anti-rides	Relax'rides, Algo'boost jeunesse, Acide hyaluronique
Raffermissant	Bio-remodelant, Elastine booster, extrait de Kigélia
Hydratant profond	Urée, Complexe Hydratation Intense, Acide hyaluronique
Anti-déshydratation (restaurer le film hydrolipidique cutané)	Squalane végétal, Fucocert, Kiosmetine,
Nutritif	Lait d'Amande douce en poudre, Lait de jument en poudre, Gelée royale en poudre
Apaisant et réparateur	Skin repair BIO, Bisabolol, Concentré de phytostérols
Tonifier, régénérer	Pétales de rose en poudre, Gelée royale en poudre
Bronzant, éclat du teint	DHA, Oligo' bronz, extrait CO2 Carotte
Anti-taches, éclaircissant	Melano'regul, Actif concentré Éclat & Lumière, vitamine C stabilisée
Purifiant (peaux grasses et acnéiques)	Algo'zinc, Bacti-pur, extrait de Propolis
Minceur	Actif concentré anti-capitons, Caféine, Fuco'slim
Déodorant	Bacti-pur, Complexe déodorant Farnesol – Lemonester, Pierre d'Alun en poudre
Fortifiant capillaire	Maca vital, Provitamine B5, Protéines de riz
Conditionneur capillaire	Honeyquat, Silicone végétal, Inuline

Les exfoliants naturels

Ces poudres de plantes de différents pouvoirs exfoliants permettent de réaliser **tous types de produits gommants** : visage, corps, peaux sensibles, zones rugueuses... Colorés et aux formes variées, les exfoliants naturels apportent une **touche esthétique et évocatrice** à vos préparations.

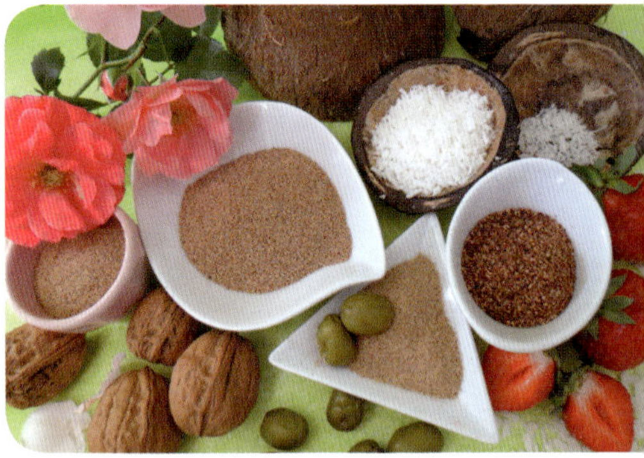

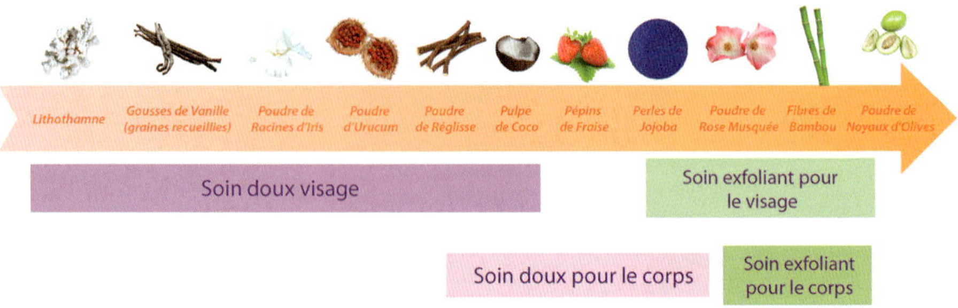

Les fragrances naturelles et extraits aromatiques

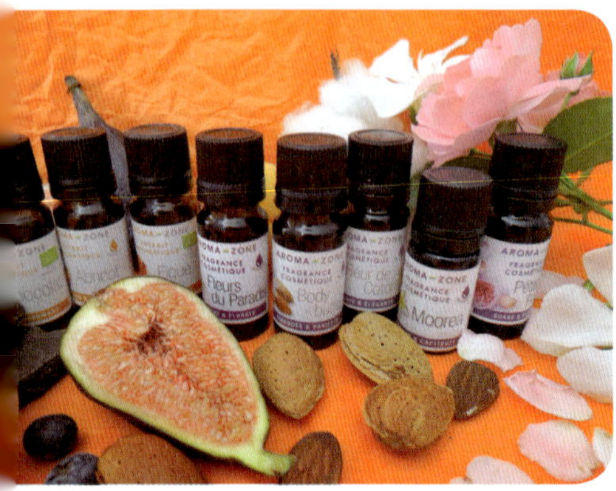

Ils s'utilisent pour agrémenter vos cosmétiques « maison » **en les parfumant selon vos goûts et vos humeurs.** Des fragrances cosmétiques originales, très fines et de haute qualité, sont proposées en exclusivité par Aroma-Zone. Ces compositions parfumantes sont obtenues par assemblage de composés odorants **d'origine naturelle** et **ont été développées par de véritables « nez » français dans des maisons de parfumerie**. Un panel exquis de senteurs naturelles pour ravir vos sens et apporter la touche « plaisir » aux soins « maison » !

Les argiles

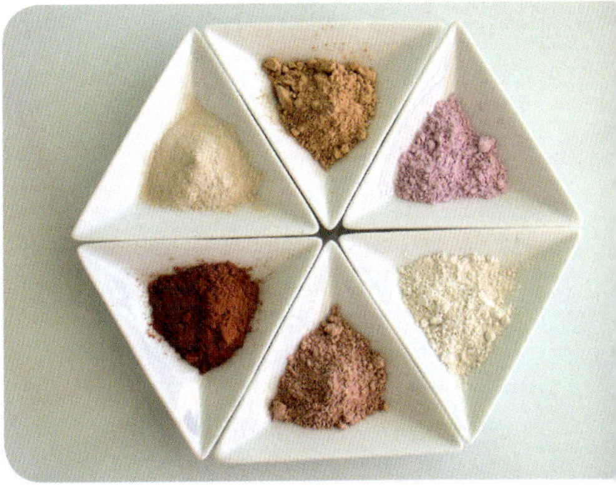

Naturellement **riches en sels minéraux et oligoéléments,** elles s'utilisent en masques pour le visage, cataplasmes et enveloppements pour leurs **multiples bienfaits** : adsorbantes (capte les impuretés à la surface de la peau), adoucissantes, purifiantes, cicatrisantes, elles font merveille sur tous types de peaux. Elles sont extraites dans des environnements exempts de toute pollution, et séchées au soleil, pour en préserver leurs qualités.

Les colorants

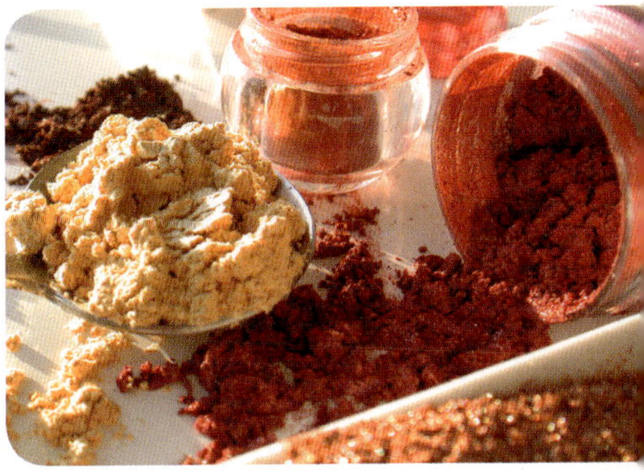

Aroma-Zone vous propose une large gamme de **pigments minéraux**, de **terres naturelles colorantes** et de **colorants végétaux**. Un bel aperçu des couleurs que peut nous offrir la nature et une palette variée pour colorer vos cosmétiques « maison » ! Ils vous permettront de teinter vos crèmes, gels, savons...

Les bases de savon glycérinées

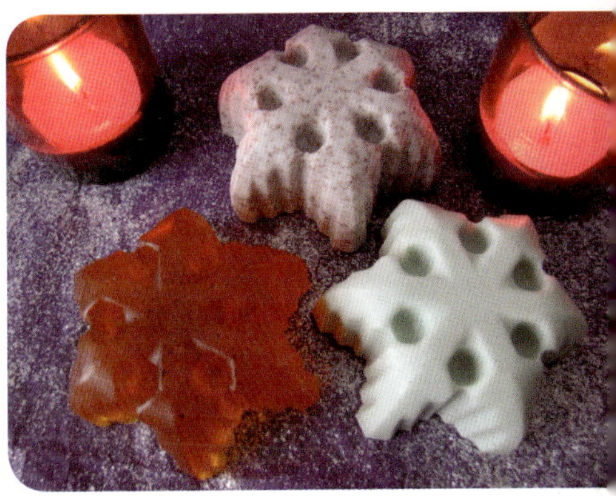

Les « Melt & Pour » – littéralement « Fondez et Versez » – sont des **bases de savon** idéales pour réaliser des **savons personnalisés.** Prêtes à l'emploi, **enrichies en glycérine,** ces bases de savon sont formulées d'une manière spéciale, ce qui permet de les **refondre très facilement** pour y ajouter des colorants, des parfums, des actifs... Il suffit ensuite de couler le savon dans des moules de votre choix pour obtenir, après refroidissement, de jolis savons prêts à l'usage. C'est une méthode très ludique et idéale pour réaliser vos savons très rapidement et sans risque.

Les cires et les gommes

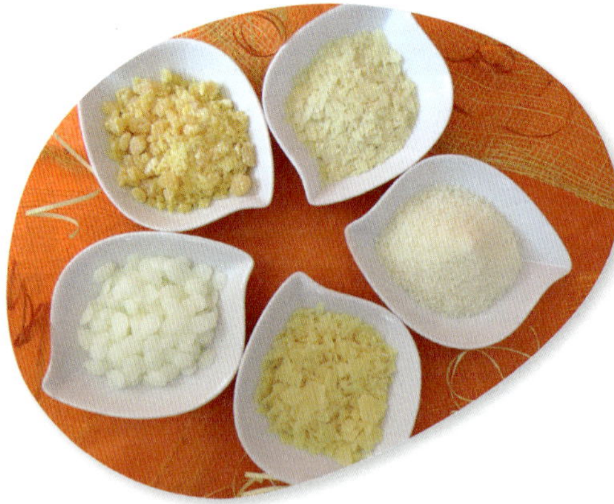

Ces **agents de texture** permettent de donner à vos préparations différentes formes :
- **sticks et baumes pour les cires,** en épaississant ou durcissant les préparations huileuses
- **gels pour les gommes,** en épaississant les préparations aqueuses

Les cires et gommes se combinent aussi avec les émulsifiants pour donner des crèmes aux textures et touchers riches, épais et protecteurs, ou à l'inverse légers, frais et glissants.

Les tensioactifs d'origine végétale

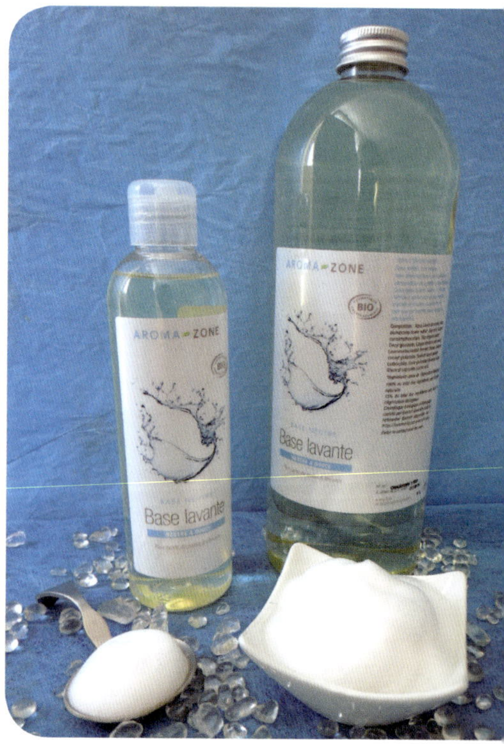

Les tensioactifs sont la base pour formuler gels douches, shampooings, bains moussants et nettoyants visage. Aroma-zone propose une gamme de tensioactifs choisis pour leur **origine végétale** et leur **grande douceur.** Il est recommandé de les associer entre eux ou de les utiliser en synergie avec des co-tensioactifs, pour obtenir des mélanges d'une grande douceur et avec une consistance et un pouvoir moussant et lavant satisfaisants.
La **Base lavante BIO** est un gel lavant prêt à l'emploi, formulé à base de tensioactifs très doux. Enrichie en hydrolats et en glycérine et 100 % d'origine naturelle, elle peut s'utiliser pour le corps, le visage et pour les cheveux, pure ou agrémentée d'huiles essentielles ou actifs adaptés à votre peau ou à vos cheveux.

Le gel d'Aloe Vera BIO

Il est connu pour **ses multiples propriétés,** notamment ses vertus apaisantes, cicatrisantes, purifiantes, astringentes, régénérantes, raffermissantes, hydratantes et nutritives grâce à sa **richesse en vitamines, actifs végétaux et acides aminés.** C'est un **excellent actif** à incorporer dans vos préparations.
Choisissez-le 100 % naturel et obtenu exclusivement à partir du **filet frais de la plante.**

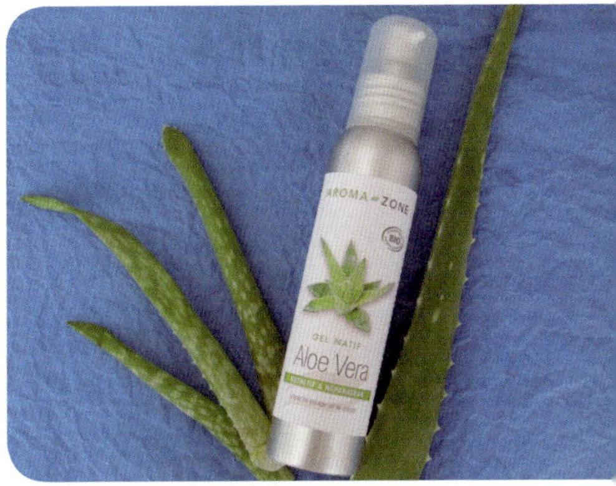

Les émulsifiants

Indispensables à la réalisation de crèmes, ils permettent **de former et d'assurer la tenue dans le temps d'une émulsion,** c'est-à-dire d'un mélange homogène, sous forme de lait ou de crème, d'une phase aqueuse et d'une phase huileuse. C'est le rôle que joue l'œuf dans la mayonnaise.
Il existe une large gamme d'émulsifiants cosmétiques **d'origine végétale** permettant d'obtenir en cosmétique « maison » **des touchers et textures variés** comme des crèmes, des pommades ou encore des laits.

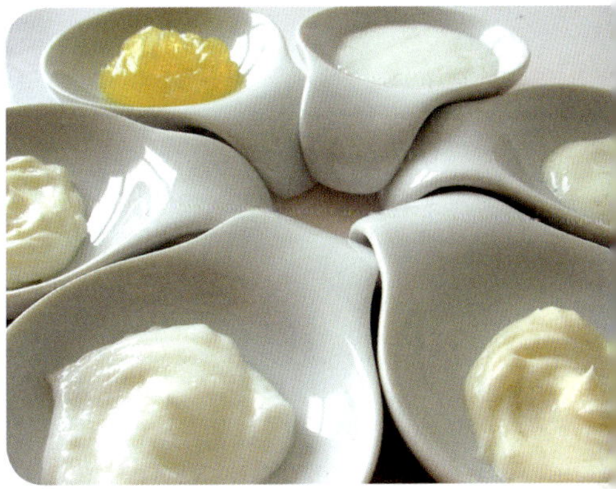

Les conservateurs

Ils sont **indispensables** pour préserver les préparations cosmétiques **contenant une phase aqueuse** (eau, hydrolat, jus de fruit...) des pollutions par des bactéries, moisissures ou levures. Pour assurer leur efficacité et leur sécurité, il est important de **bien respecter leurs dosages et conditions d'utilisation.** Ces produits sont concentrés et ne doivent pas être laissés à la portée des enfants.

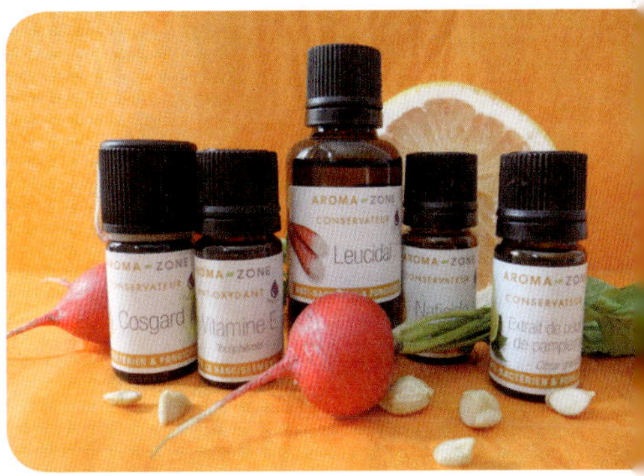

Les techniques

Les émulsions

Une émulsion est un **mélange homogène** (à **l'échelle macroscopique) de deux liquides non miscibles** (qui ne se mélangent pas) comme l'eau et l'huile, grâce à un émulsifiant. Techniquement, il s'agit de 2 « phases » : la **phase huileuse** et la **phase aqueuse.**

À l'échelle microscopique, une émulsion est une **dispersion de très fines gouttelettes d'huile dans l'eau** (émulsion « huile dans eau » – la plus utilisée) ou de gouttelettes d'eau dans l'huile (émulsion « eau dans huile » – au toucher plus gras, plutôt réservée aux crèmes très riches et protectrices). L'émulsifiant est un composé qui a la propriété d'avoir une « **tête hydrophile** » (ayant une affinité pour l'eau) et une « **queue lipophile** » (ayant une affinité pour l'huile), ce qui va lui permettre de stabiliser les gouttelettes d'huile en dispersion dans l'eau, comme indiqué sur le schéma ci-dessous.

De notre nourriture à nos cosmétiques, nous utilisons quotidiennement toutes sortes d'émulsions.

L'exemple le plus démonstratif est la mayonnaise : sans l'apport de l'œuf faisant office d'émulsifiant, elle ne serait qu'un mélange non homogène d'huile et de moutarde ressemblant à une vinaigrette.

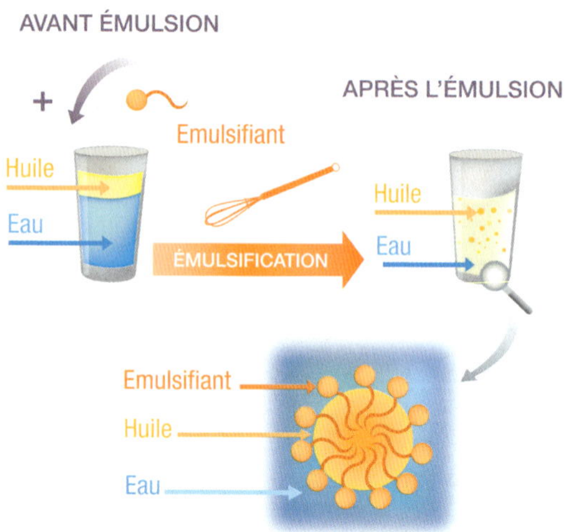

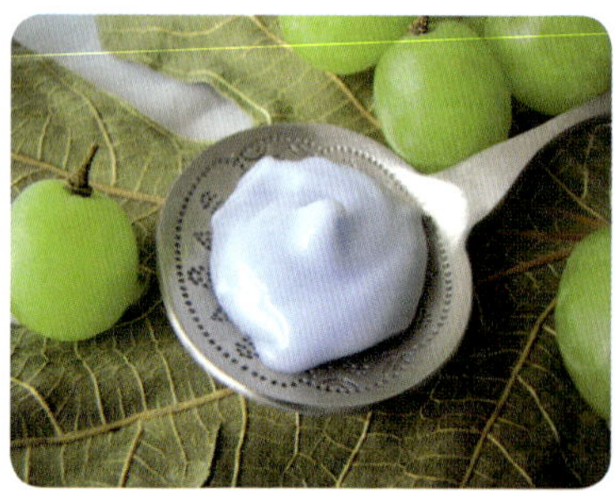

En cosmétique, de nombreux produits se présentent sous forme d'émulsion : laits, crèmes, mascaras... Cette forme a l'avantage **d'hydrater et de nourrir la peau en un seul geste,** et de pouvoir introduire des actifs aussi bien aqueux que huileux. C'est aussi une galénique très intéressante pour **les multiples textures et touchers** qu'elle offre.

Dans une émulsion, **l'ajout d'un conservateur est une nécessité absolue.** En effet, la présence d'eau rend possible les développements microbiens.

Matériel nécessaire

- **un mini-fouet** (ou batteur mousseur électrique) : il permet d'obtenir l'agitation vigoureuse qu'il faut fournir lors de l'émulsification
- **un ou deux bols résistant à la chaleur** (inox, Pyrex...)
- **un bain-marie** : pour faire chauffer l'huile et l'eau avant émulsification

Quelques astuces pour réussir au mieux vos émulsions

- Vos deux phases doivent être à la même température et aux environs de 70 °C au moment de l'émulsification (l'émulsifiant doit être totalement fondu et l'eau frémissante).
- Agitez pendant l'émulsification surtout pendant les 3 premières minutes.
- Cessez l'agitation seulement lorsque l'émulsion formée est totalement refroidie.
- N'arrêtez pas l'agitation avant le temps imparti (même si l'émulsion prend un aspect étrange).
- Ajoutez les actifs et le conservateur lorsque l'émulsion est refroidie (et pas avant).
- Certains émulsifiants (Olivem 1000 et BTMS) permettent de réaliser des émulsions sans huile. Dans ce cas, l'émulsifiant doit être fondu en phase aqueuse (il n'y a plus de phase huileuse).

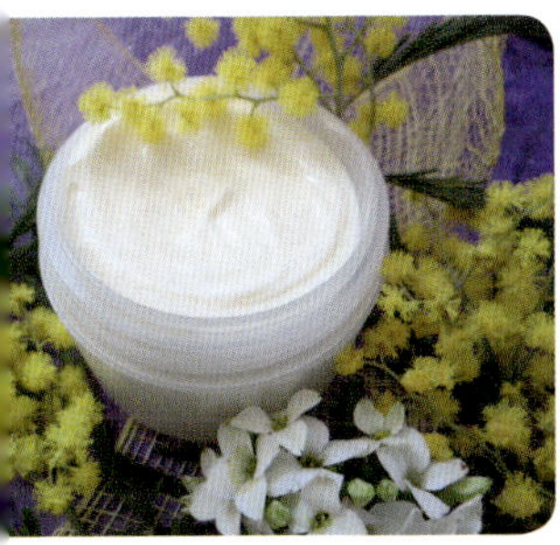

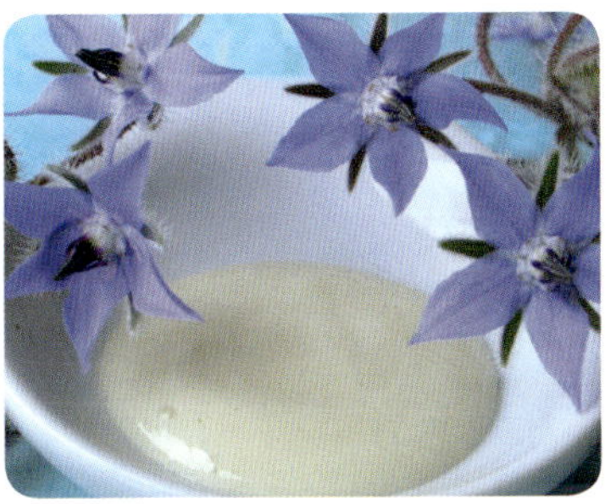

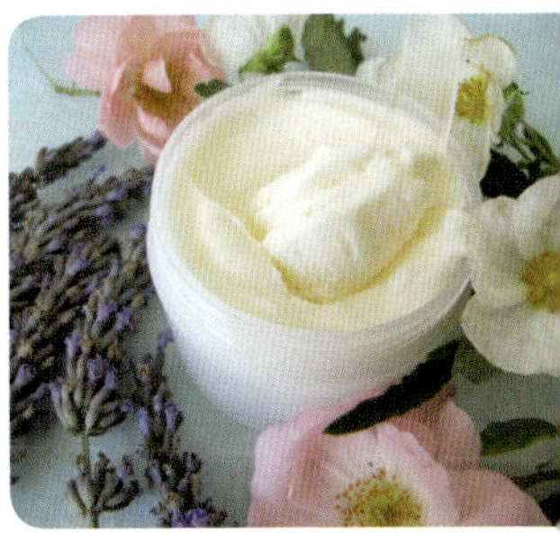

Mode opératoire d'une émulsion

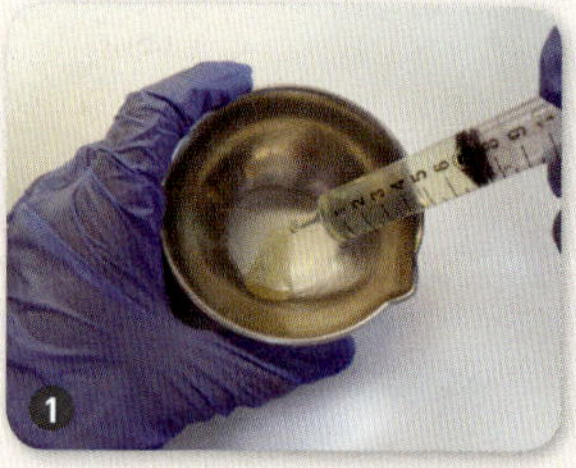

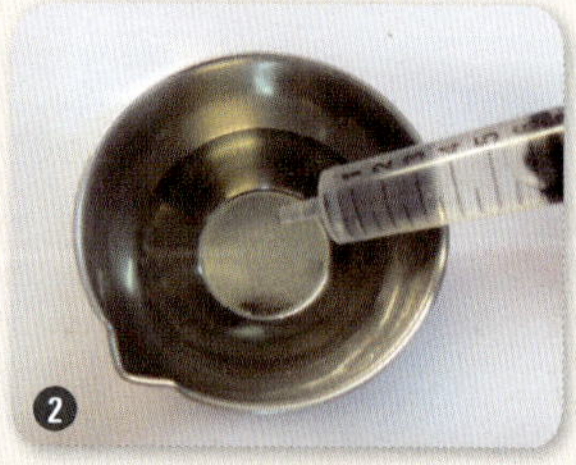

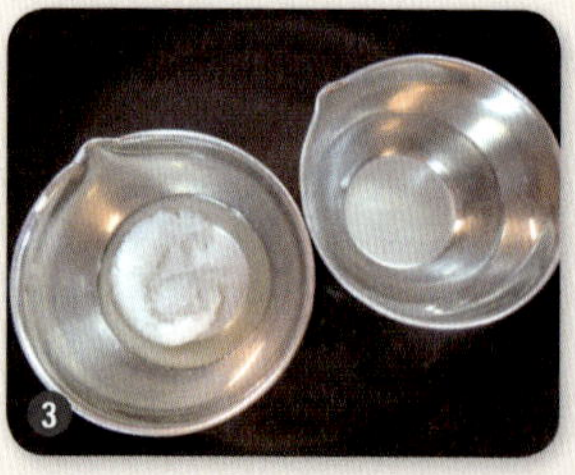

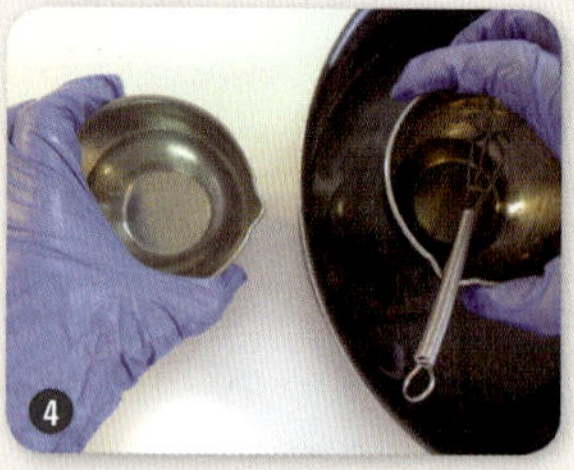

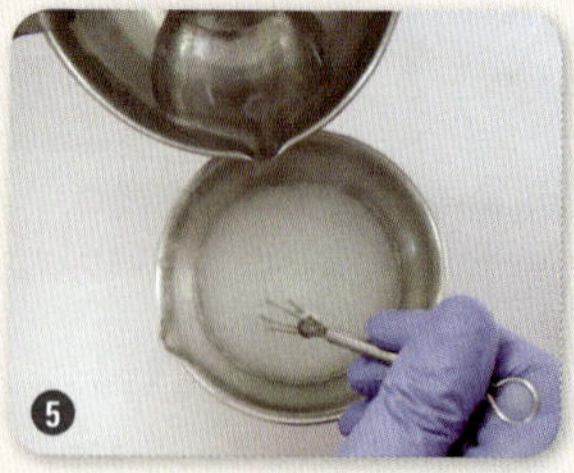

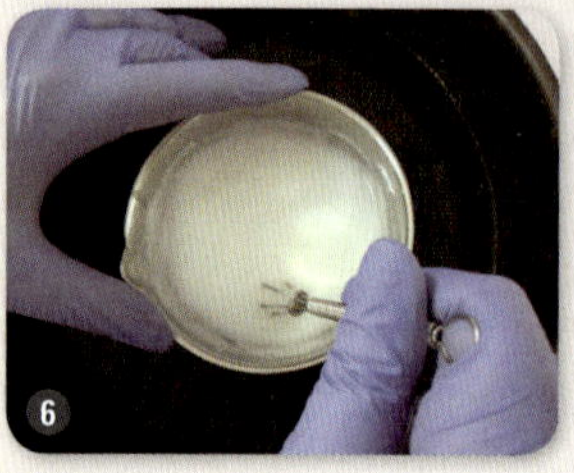

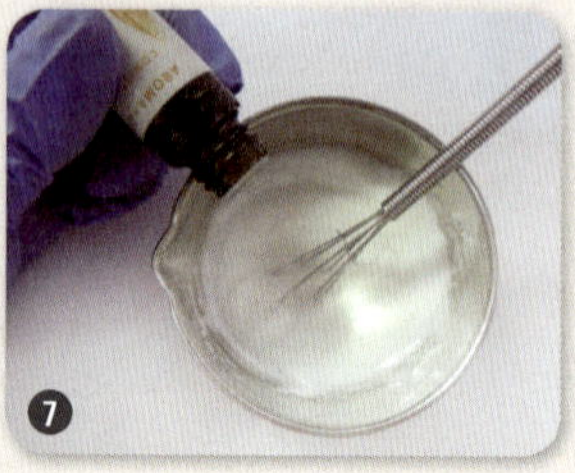

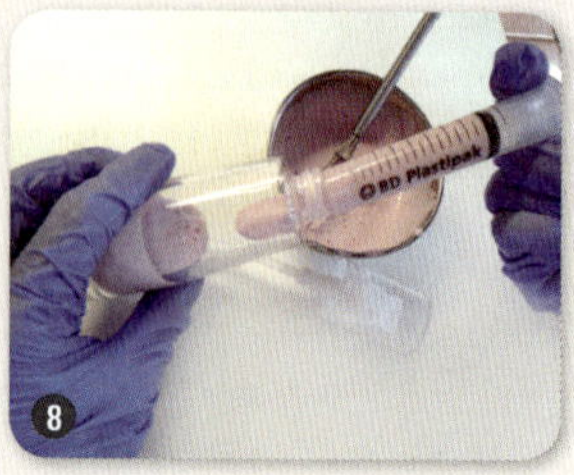

❶ Mettez dans un bol l'émulsifiant, les huiles végétales, les macérâts huileux ou les beurres. Ce sera la phase huileuse.

❷ Dans un autre bol, mettez l'eau minérale et/ou l'hydrolat. Ce sera la phase aqueuse.

❸ Faites chauffer les deux bols séparément au bain-marie.

❹ Lorsque l'émulsifiant est totalement fondu et que l'eau minérale ou l'hydrolat commence à frémir, sortez les bols du bain-marie.

❺ Versez lentement la phase aqueuse frémissante dans le bol de la phase huileuse sans cesser d'agiter vigoureusement pendant environ 3 minutes à l'aide du mini-fouet ou du batteur-mousseur. L'émulsion se forme.

❻ Sans cesser d'agiter, mettez le bol dans un fond d'eau froide pour accélérer le refroidissement. L'émulsion épaissit. Continuez à agiter pendant environ 3 minutes jusqu'au refroidissement complet.

❼ Ajoutez le conservateur et les éventuels actifs, fragrances... en mélangeant bien entre chaque ajout.

❽ Transvasez la préparation dans le pot ou dans le flacon.

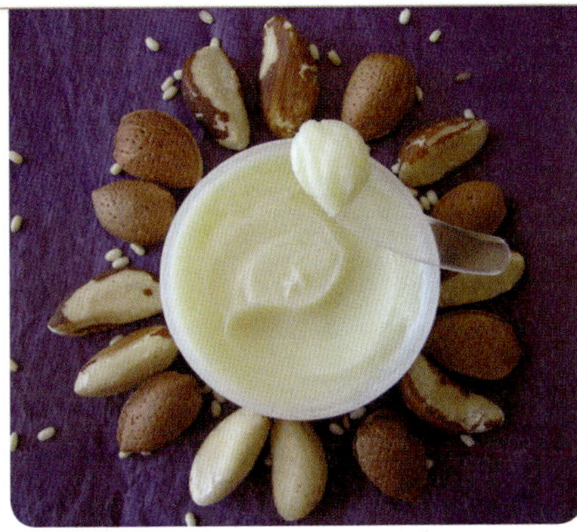

Les baumes

Un baume est un **mélange homogène et solide de plusieurs corps gras miscibles** (qui se mélangent), comme une huile végétale et un beurre végétal qui va apporter la consistance. L'ajout optionnel d'une **cire naturelle** permet d'apporter encore plus de consistance, voire de durcir le mélange pour obtenir un baume dur (adapté aux sticks par exemple), tout en apportant un effet filmogène très protecteur.

Cette technique permet d'obtenir des beurres fouettés, des baumes pour le corps et les cheveux, des rouges à lèvres...

Ces produits sont appréciés pour leurs **vertus nourrissantes, réparatrices et protectrices.** Il est possible d'ajouter des actifs dans les baumes, à condition qu'ils soient **liposolubles** (solubles dans l'huile). Un baume peut aussi être agrémenté de **fragrances ou d'huiles essentielles**.

Un baume ne nécessite pas de conservateur. Dans la mesure où il ne contient pas d'eau, ce n'est pas un milieu favorable aux développements microbiens.

Matériel nécessaire

- **un mini-fouet** : il permet d'obtenir l'agitation vigoureuse qu'il faut fournir pour obtenir une texture aérée et onctueuse
- **un bol résistant à la chaleur** (inox, Pyrex)
- **un bain-marie** : pour faire fondre les agents de consistance (beurres, cires)

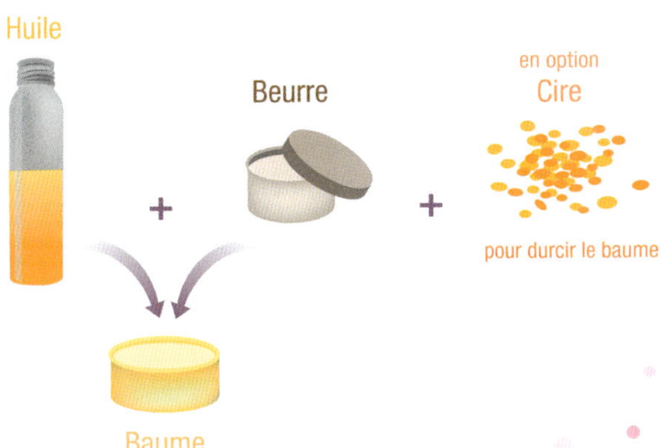

Mode opératoire : pour un baume onctueux

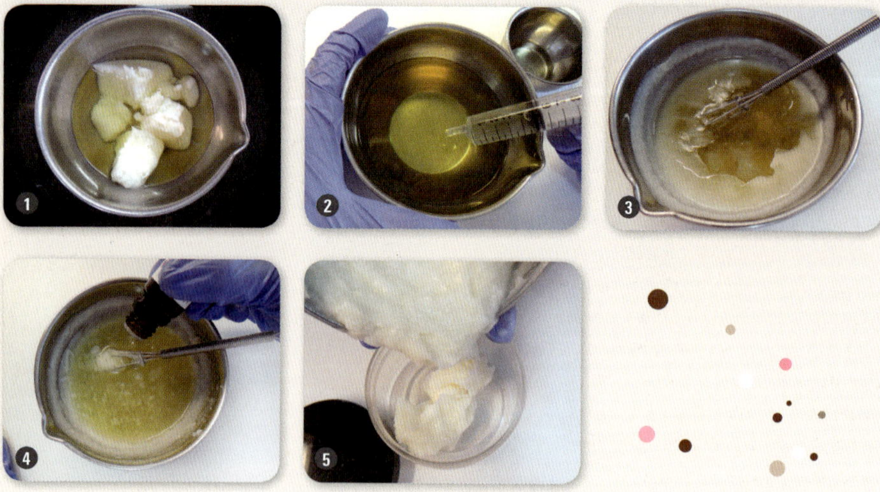

❶ Faites fondre au bain-marie à feu doux le beurre végétal et l'éventuelle cire.

❷ Ajoutez les huiles végétales et/ou macérâts huileux en mélangeant bien entre chaque ajout.

❸ Placez pendant 5 minutes la préparation au congélateur. Retirez du congélateur uniquement lorsque la préparation commence à blanchir (se figer) sur les bords du bol.

❹ Ajoutez d'éventuels actifs et fragrances en mélangeant bien afin de former une pâte bien lisse et homogène.

❺ Transvasez la préparation dans le pot.

Note

Dans le cas d'un baume solide ou stick, le mode opératoire est le même sauf que la préparation est coulée à chaud alors qu'elle est encore sous forme liquide – et non sous forme pâteuse.

Astuce

Pour obtenir un baume fouetté et onctueux, il est important que la préparation ait déjà commencé à s'épaissir pour la fouetter à l'aide du mini-fouet (en mettant votre préparation au réfrigérateur si nécessaire). L'agitation vigoureuse va faire rentrer de l'air dans le baume afin de le rendre bien lisse et onctueux.

Les lotions

Une lotion est un **mélange homogène et liquide** d'un ou plusieurs corps aqueux miscibles (qui se mélangent), comme deux hydrolats par exemple. Cette technique permet d'obtenir des **lotions pour le visage ou les cheveux, des brumes pour le corps, des eaux micellaires...**
Ces produits sont appréciés pour leurs vertus rafraîchissantes, tonifiantes, apaisantes ou encore hydratantes sur la peau et les cheveux. **L'ajout d'un conservateur est une nécessité absolue,** puisque la présence d'eau et d'hydrolat favorise les développements microbiens.

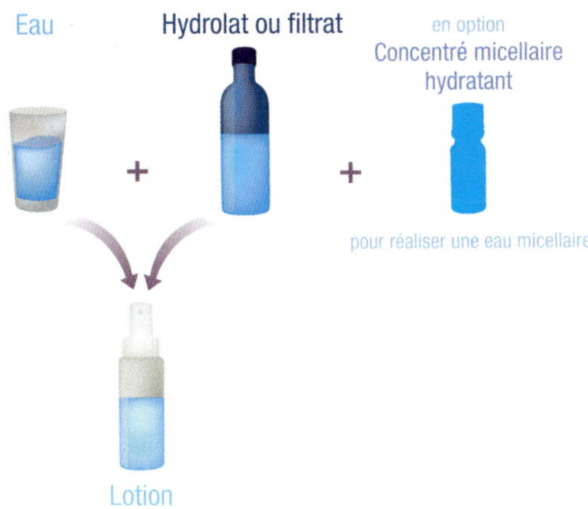
Eau
Hydrolat ou filtrat
en option
Concentré micellaire hydratant
+
+
pour réaliser une eau micellaire
Lotion

Matériel nécessaire

- un mini-fouet ou une cuillère
- un bol
- un filtre à café + un entonnoir, si nécessaire

Mode opératoire d'une lotion simple

❶ Mettez l'eau, l'hydrolat ou le filtrat de plante dans un bol.
❷ Ajoutez les éventuels actifs et/ou extraits de plantes (solubles dans l'eau) et le conservateur en mélangeant bien entre chaque ajout.
❸ Transvasez la préparation dans le flacon à l'aide éventuelle de la pipette.

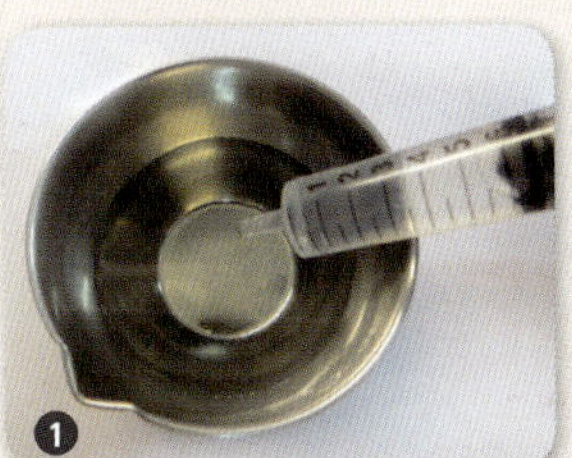

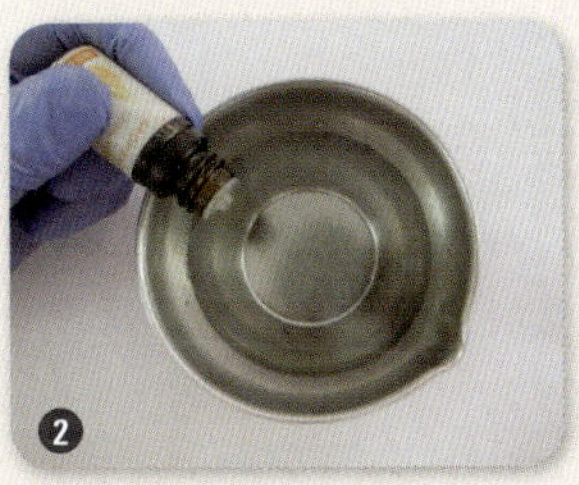

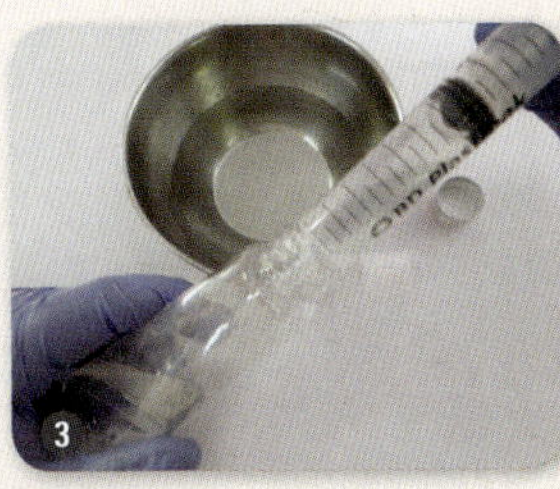

Comment réaliser le filtrat de plante ?

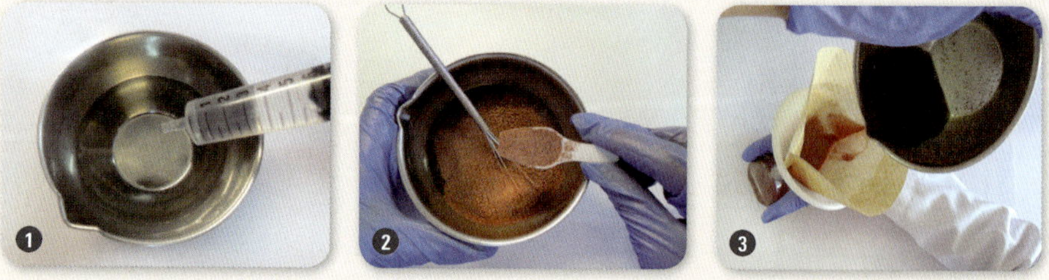

Une lotion peut être réalisée sur la base d'un filtrat de plante, pour bénéficier de certains actifs de cette plante :

❶ Mettez l'eau minérale dans un bol.

❷ Ajoutez la poudre de plante.

❸ Laissez macérer quelque temps (selon recette), puis filtrez l'eau colorée à l'aide d'un filtre à café et d'un entonnoir.

Les sérums huileux

Un sérum huileux est un **mélange homogène et liquide de plusieurs corps huileux miscibles** (qui se mélangent), comme deux huiles végétales par exemple. Cette technique permet d'obtenir des **huiles pour le soin du visage, du corps et des cheveux**, des démaquillants huileux, des huiles de massage…

Ces produits sont appréciés pour leurs vertus **nourrissantes, protectrices et émollientes**. Un sérum huileux **ne nécessite pas de conservateur** puisqu'il ne contient pas d'eau : ce n'est pas un milieu favorable aux développements microbiens.

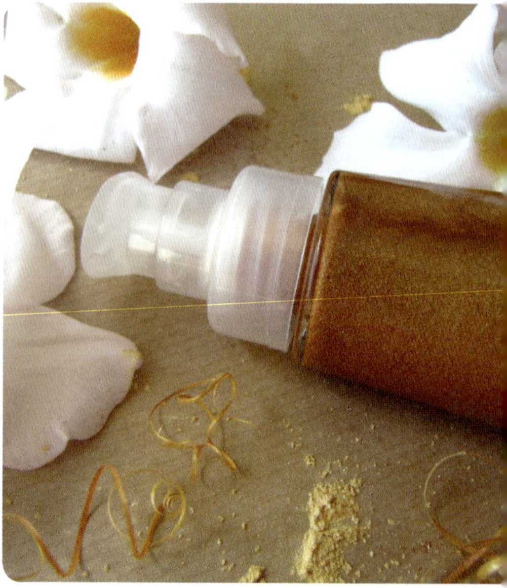

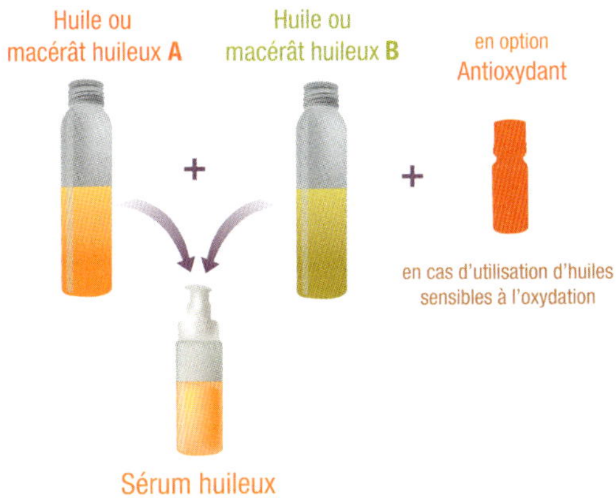

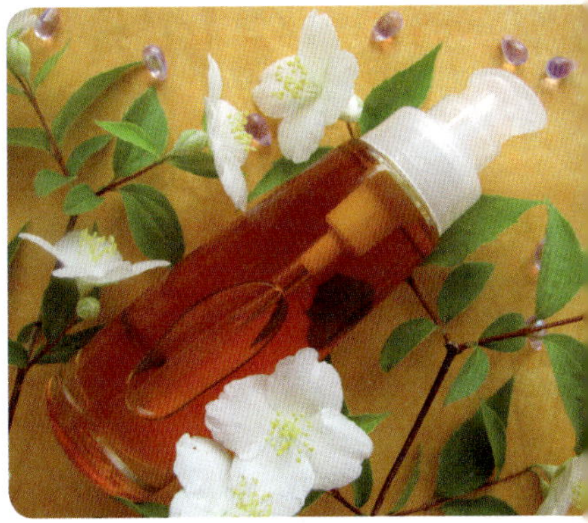

L'**ajout d'un antioxydant** (vitamine E ou extrait CO_2 de Romarin) peut être intéressant pour **prévenir le rancissement** et prolonger la conservation, surtout si les huiles utilisées sont sensibles à l'oxydation (comme celles contenant une forte proportion d'acides gras polyinsaturés). Les sérums huileux peuvent être **enrichis d'actifs liposolubles** (solubles dans l'huile), comme le Coenzyme Q10, pour un sérum anti-âge, ou le bisabolol, pour un soin apaisant et réparateur.

Matériel nécessaire

- **un mini-fouet** ou une cuillère
- **un bol**

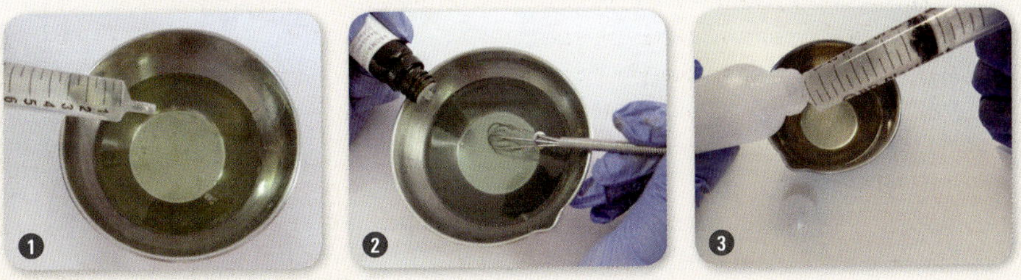

Mode opératoire

❶ Mettez les huiles végétales dans un bol en les dosant à l'aide de la pipette.
❷ Ajoutez les huiles essentielles et éventuels actifs (solubles dans l'huile) en mélangeant bien entre chaque ajout.
❸ Transvasez la préparation dans le flacon à l'aide, si besoin, de la pipette.

Les produits moussants

Les produits moussants sont des **produits aqueux contenant des tensioactifs** moussants et nettoyants.

Les tensioactifs sont capables de **capter les graisses et les impuretés** à la surface de la peau et des cheveux. Ces saletés se retrouvent alors en suspension dans l'eau et sont **éliminées lors du rinçage**.
Cette technique permet d'obtenir des **shampooings**, des **gels douches**, des gels nettoyants pour le visage, des bains moussants...

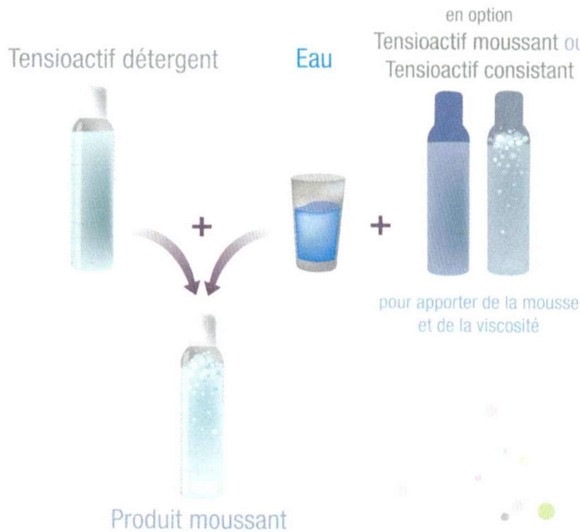

Ces produits sont appréciés pour leurs **propriétés moussantes et nettoyantes** sur la peau et les cheveux.

Pour préparer un produit moussant avec des propriétés satisfaisantes (viscosité, pouvoir lavant, pouvoir moussant, douceur...), il est en général nécessaire d'**associer plusieurs tensioactifs.** Ceux-ci doivent être mélangés avec de l'eau (ou un hydrolat) dans des proportions adéquates.
L'ajout d'un conservateur est une nécessité absolue, car la présence d'eau favorise les développements microbiens.

Pour réaliser des produits moussants de façon très simple, il est aussi possible de se baser sur un mélange de tensioactifs dilués prêt à l'emploi : **la base lavante neutre.**

La base lavante neutre est un **produit moussant prêt à l'emploi,** qui peut être **personnalisé** par ajout d'actifs, extraits aromatiques... Dans ce cas, il n'est pas nécessaire d'ajouter un conservateur, puisque la base lavante neutre en contient déjà un.

Les produits moussants peuvent être **enrichis d'actifs,** à condition qu'ils soient **hydrosolubles** (solubles dans l'eau). Bien qu'elles ne soient pas hydrosolubles, des huiles essentielles ou fragrances peuvent aussi être ajoutées en **petite quantité** (une quantité trop importante va fluidifier le produit moussant).

Matériel nécessaire

- un **mini-fouet** ou une cuillère
- un **bol**

Mode opératoire à partir d'une base lavante

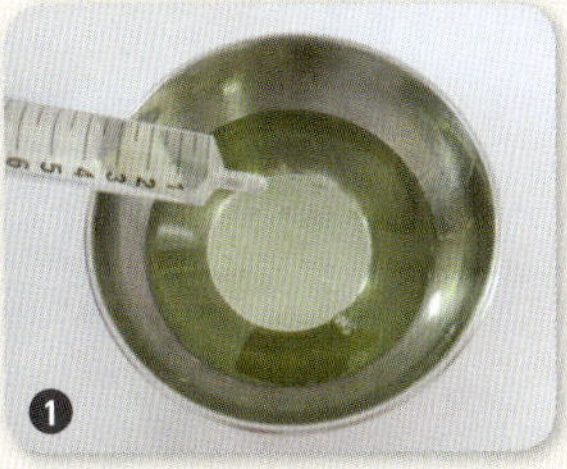

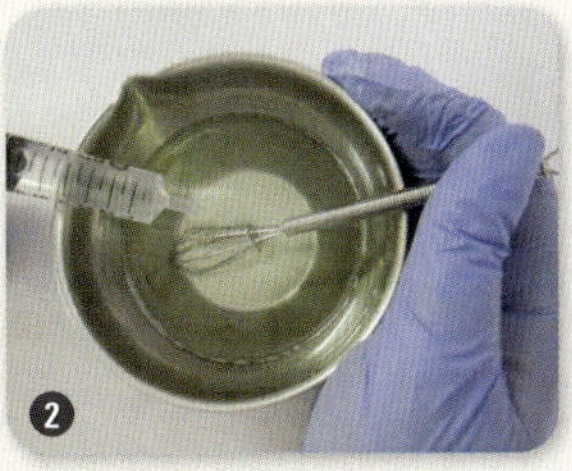

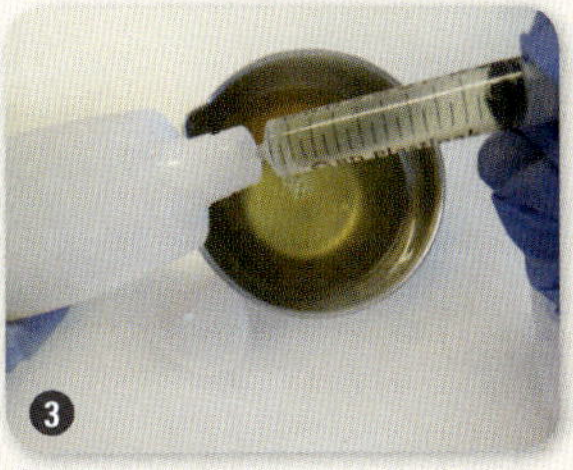

1. Mettez dans un bol la base lavante neutre en la dosant à l'aide de la pipette.
2. Ajoutez les fragrances et actifs en mélangeant bien entre chaque ajout.
3. Transvasez la préparation dans le flacon à l'aide éventuelle de la pipette.

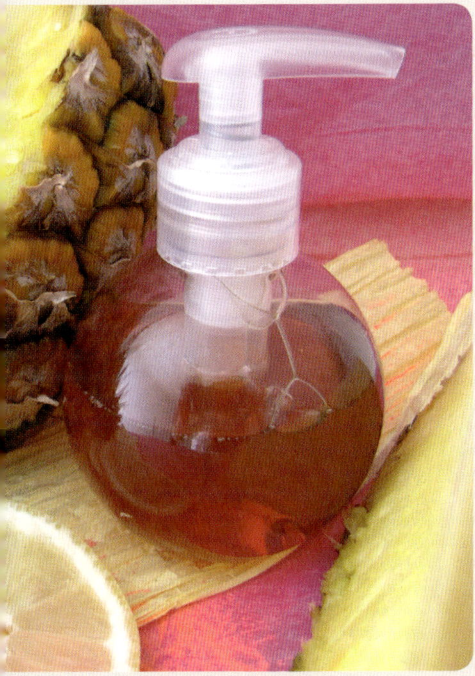

Astuces

Lors de la préparation de vos produits moussants, mélangez délicatement afin de ne pas former trop de bulles dans votre préparation.

Certaines huiles essentielles font perdre sa viscosité à la base lavante en la rendant liquide. Il s'agit particulièrement des huiles essentielles d'agrumes (Citron, Orange, Mandarine, Pamplemousse, Bergamote, Litsée...) ainsi que de l'huile essentielle de Menthe, Palmarosa et bois de Hô. Pour conserver la viscosité de votre base lavante, nous vous conseillons de vous limiter de façon générale à 0,5 % de ces huiles essentielles, soit 15 à 20 gouttes pour 100 ml.

Les savons Melt & Pour

Les bases « Melt & Pour » sont des savons formulés de manière spéciale, notamment par ajout de glycérine et de sorbitol (sucre naturel), de façon à **pouvoir être refondus très facilement.** Cela permet d'y ajouter des actifs, colorants, parfums ou exfoliants, puis de les couler dans le moule de votre choix pour obtenir des savons personnalisés prêts à l'emploi.

Cette technique permet d'obtenir des **savons doux, naturels** et d'une mousse onctueuse pour la toilette du visage et du corps, et également pour se laver les mains.

Ces produits sont appréciés pour leurs propriétés nettoyantes, moussantes et adoucissantes pour la peau. **Les savons ne nécessitent pas de conservateur,** car ils contiennent très peu d'eau et sont concentrés en savon – ce qui les rend peu propices aux développements microbiens.

Matériel nécessaire

- **un mini-fouet** ou une cuillère
- **un ou deux bols** résistant à la chaleur (inox, Pyrex...)
- **un bain-marie**

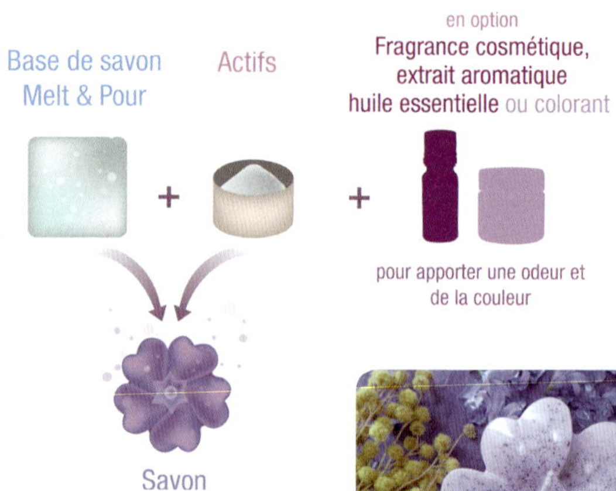
Base de savon Melt & Pour
Actifs
en option
Fragrance cosmétique, extrait aromatique huile essentielle ou colorant
+
+
pour apporter une odeur et de la couleur
Savon

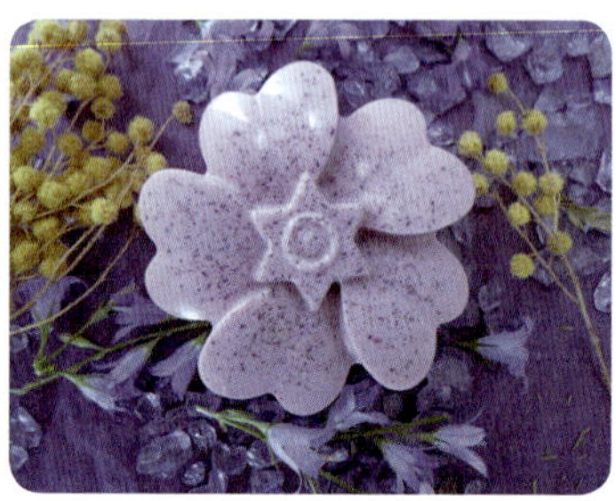

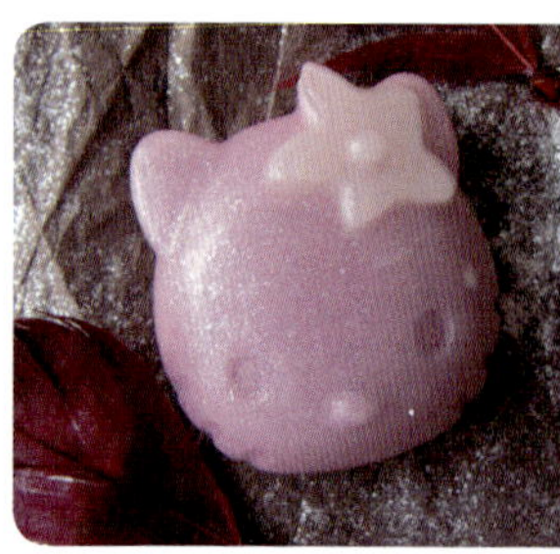

Mode opératoire pour un savon de 100 g

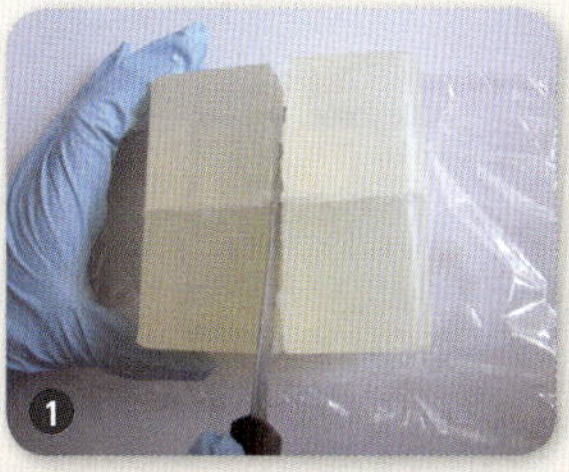
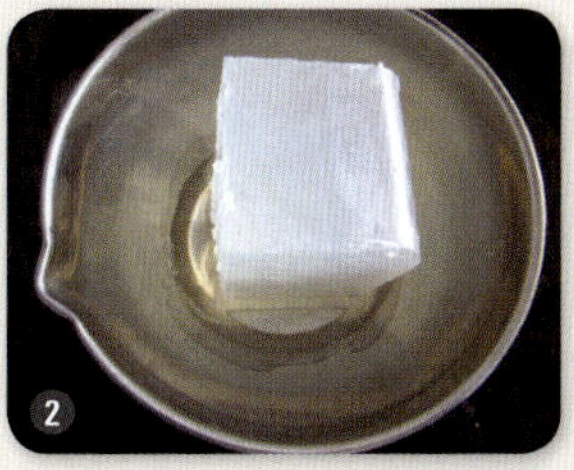
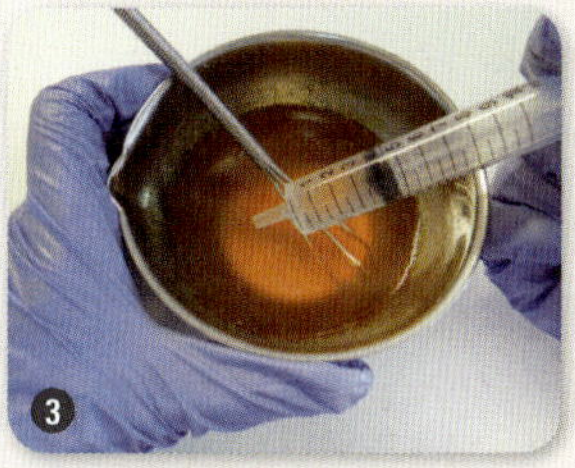
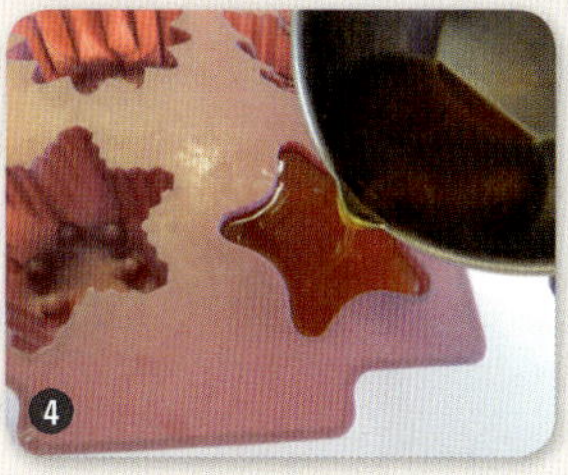
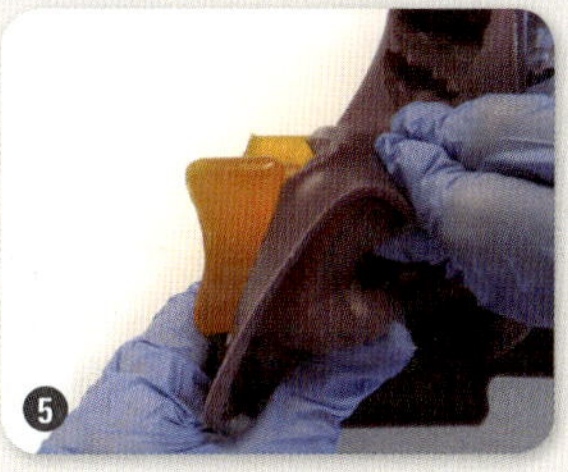

❶ Découpez votre base de savon « Melt & Pour » en 4 parts égales à l'aide d'un couteau.

❷ Dans un bol, faites fondre au bain-marie à feu doux l'une des 4 parts de base de savon, puis retirez du feu.

❸ Ajoutez les éventuels actifs, huiles essentielles et exfoliants en mélangeant bien entre chaque ajout.

❹ Coulez votre savon dans le moule.

❺ Laissez durcir votre savon avant de le démouler, puis laissez-le sécher environ 24 heures avant utilisation.

Astuces

Faites légèrement réchauffer votre préparation si cette dernière est devenue trop épaisse au moment du coulage.

Pré-mélangez les poudres dans un peu d'eau pour faciliter leur insertion dans la base de savon fondue.

Pour éliminer les bulles à la surface des savons, vaporisez-les avec de l'alcool (en utilisant un flacon type « spray ») juste après les avoir coulés, avant qu'ils ne soient solidifiés.

Pour réaliser des savons bicolores en couches, versez une première couche dans le moule, attendez une dizaine de minutes qu'elle soit solidifiée (pendant ce temps, préparez la 2e base colorée), puis versez la 2e couche.

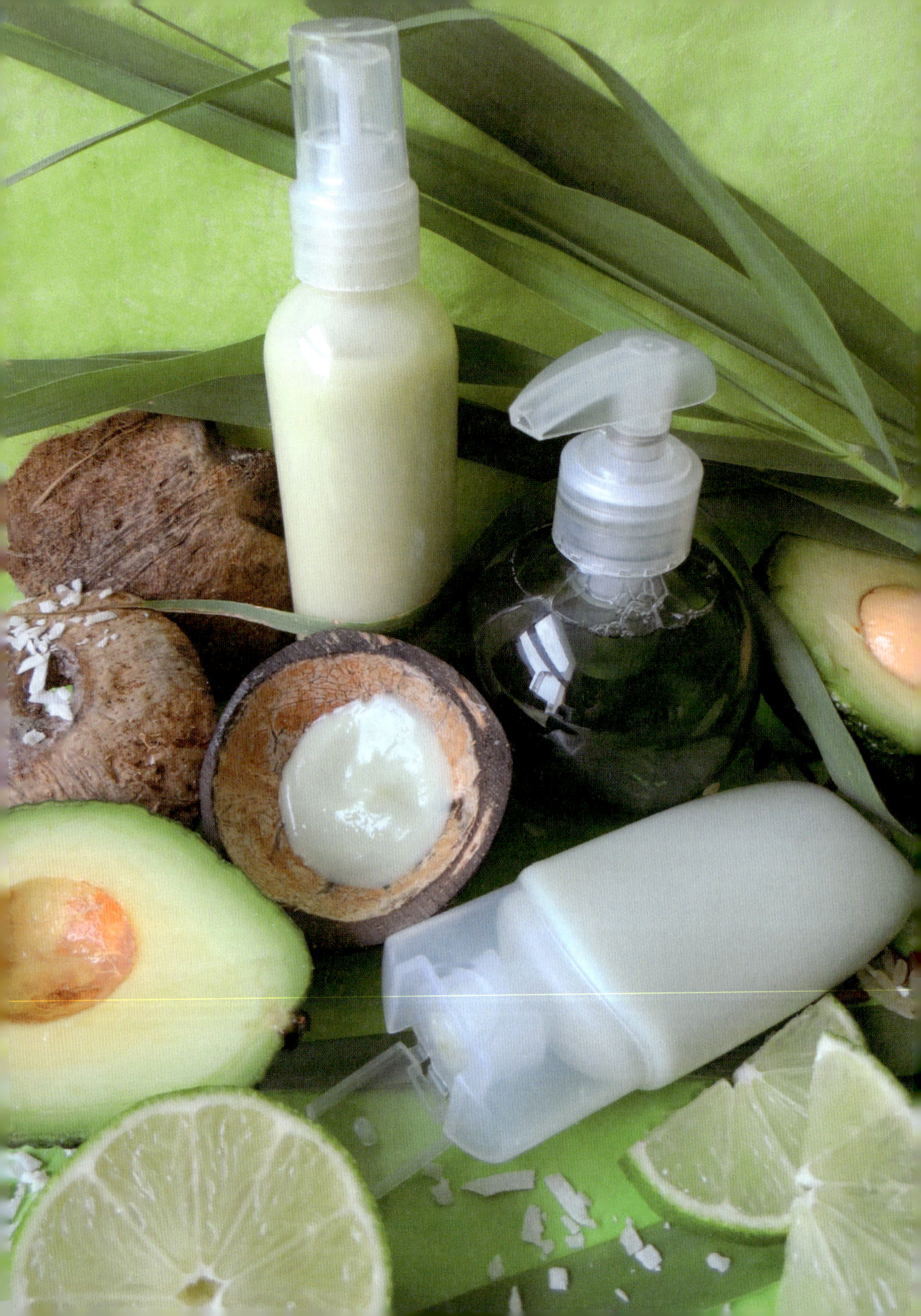

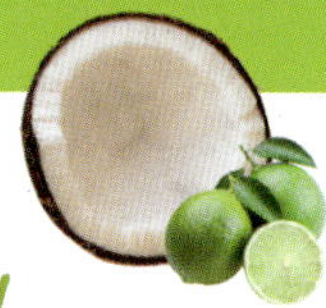

Zen & Végétal

Les notes vertes et végétales de l'Avocat et du Bambou, relevées par le tonique Citron vert et accompagnées par un doux sillage de Coco pour cette gamme de soins végétaux nourrissants et apaisants.

Les recettes

Lait démaquillant douceur à l'Avocat
BB Crème végétale apaisante, matifiante et anti-rougeurs
Masque visage hydratant zen
Soin contour des yeux anti-âge et anti-cernes à l'Avocat
Lait apaisant pour le corps au Bambou
Gommage corps végétal aux fibres de Bambou
Crème douceur de Riz pour les mains
Boule de douche Coco & Citron vert

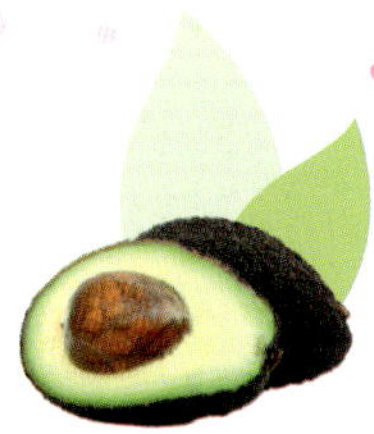

Les ingrédients

- **Base lavante neutre BIO**
- **Huile végétale de Son de Riz BIO**
- **Huile végétale d'Avocat BIO**
- **Hydrolat de Bambou BIO**
- **Huile essentielle de Citron vert**
- **Actif Bisabolol**
- **Fibres de Bambou**
- **Extrait aromatique de Coco**
- **Fragrance cosmétique naturelle Aqua'zen**
- **Chlorophylle en poudre**
- **Cire émulsifiante n° 3**
- **Conservateur Cosgard**

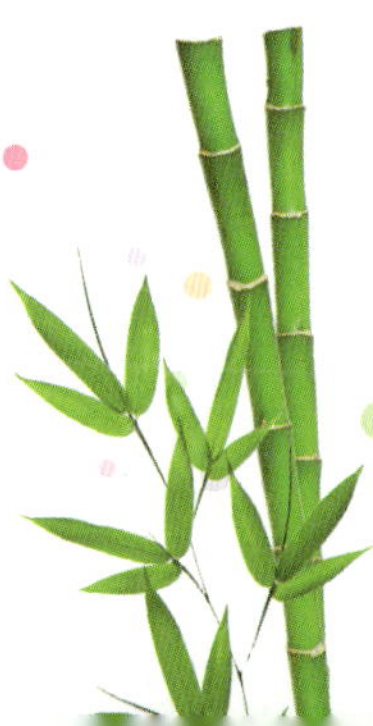

Lait démaquillant douceur à l'Avocat

Ce lait élimine le maquillage et les impuretés du visage sans agresser la peau. Grâce à l'huile d'Avocat protectrice et nourrissante, la peau est souple, adoucie et confortable. Appliquez matin et/ou soir du bout des doigts ou à l'aide d'un coton à démaquiller. Rincez ensuite à l'eau claire.

RÉALISATION 25 MINUTES · COÛT € · NIVEAU INTERMÉDIAIRE · CONSERVATION 3 MOIS · TOUS TYPES DE PEAUX

Contenant

Un flacon souple 60 ml avec capsule service

Ingrédients

- **Cire émulsifiante n° 3 : 2 pelles de 2 ml (ou 2 cuillères à café)**
- **Huile végétale d'Avocat BIO : 7 ml**
- **Hydrolat de Bambou BIO : 40 ml**
- **Base lavante neutre BIO : 10 ml**
- **Extrait aromatique de Coco : 30 gouttes**
- **Conservateur Cosgard : 12 gouttes**

Matériel

- **Deux bols**
- **Un mini-fouet**
- **Une pipette graduée de 10 ml**
- **Une pelle de dosage de 2 ml (ou une cuillère à café)**

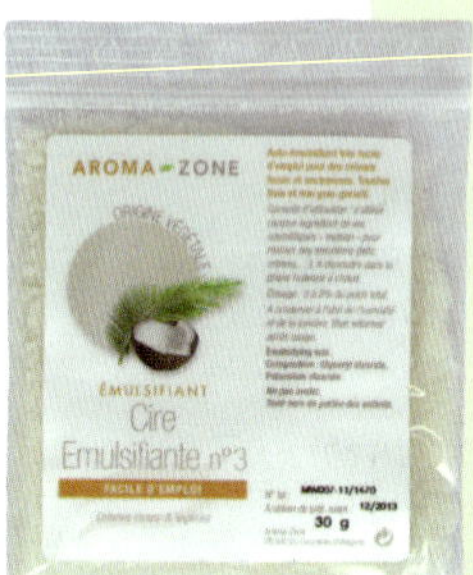

Zoom

La Cire émulsifiante n° 3 est un auto-émulsifiant très facile d'emploi pour obtenir de belles crèmes lisses et onctueuses. Très polyvalent, cet émulsifiant végétal permet de réaliser une large gamme de textures stables, du lait à la crème épaisse, en fonction de son dosage.

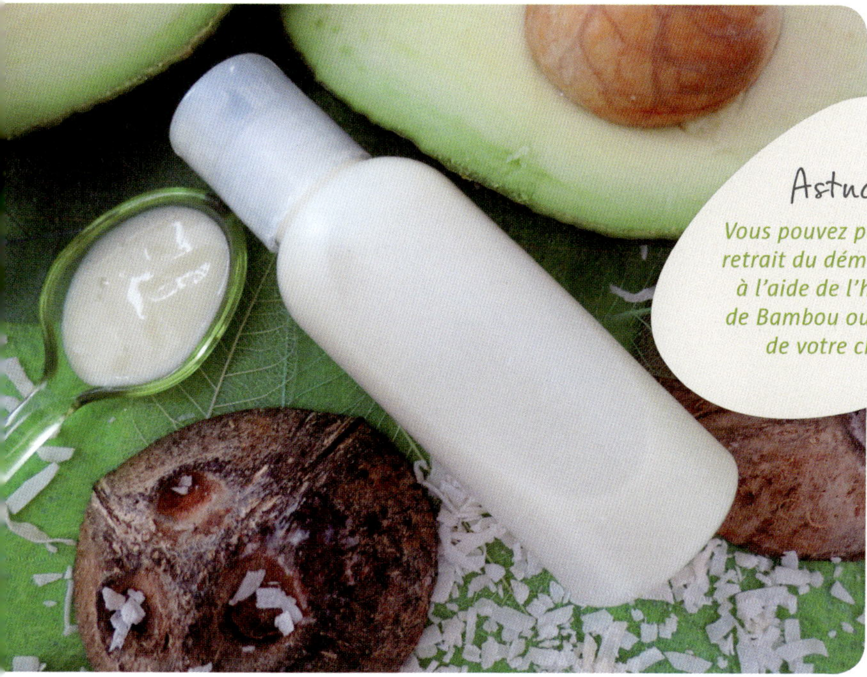

Astuce

Vous pouvez parfaire le retrait du démaquillant à l'aide de l'hydrolat de Bambou ou de celui de votre choix.

MISE EN ŒUVRE

✔ **Mettez dans un bol** la Cire émulsifiante n° 3, puis l'huile végétale d'Avocat en la dosant avec la pipette.

✔ **Dans un autre bol,** transférez l'hydrolat de Bambou à l'aide de la pipette.

✔ **Faites chauffer les deux bols** séparément au bain-marie.

✔ Lorsque la Cire émulsifiante est totalement fondue et que l'hydrolat de Bambou commence à frémir, **sortez les bols** du bain-marie.

✔ **Ajoutez lentement l'hydrolat frémissant** dans l'autre bol sans cesser d'agiter vigoureusement pendant environ 3 minutes.

✔ Toujours en fouettant, **mettez le bol dans un fond d'eau froide** jusqu'au refroidissement complet.

✔ **Ajoutez la Base lavante** en la dosant à l'aide de la pipette, puis l'extrait aromatique de Coco et le conservateur Cosgard en mélangeant bien entre chaque ajout.

✔ **Transvasez la préparation** dans le flacon en vous aidant, si besoin, de la pipette.

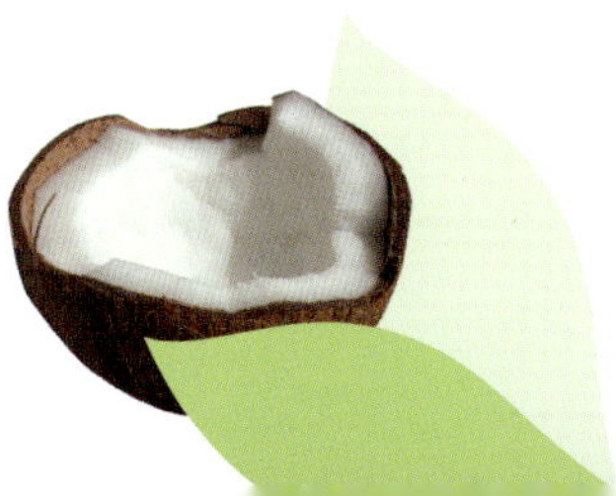

BB Crème végétale apaisante, matifiante et anti-rougeurs

Cette crème 5 en 1 hydrate, nourrit, apaise, matifie le teint et lutte contre les signes de l'âge grâce à sa richesse en actifs végétaux. Ce soin quotidien offre une correction couleur pour atténuer les rougeurs et unifier le teint.

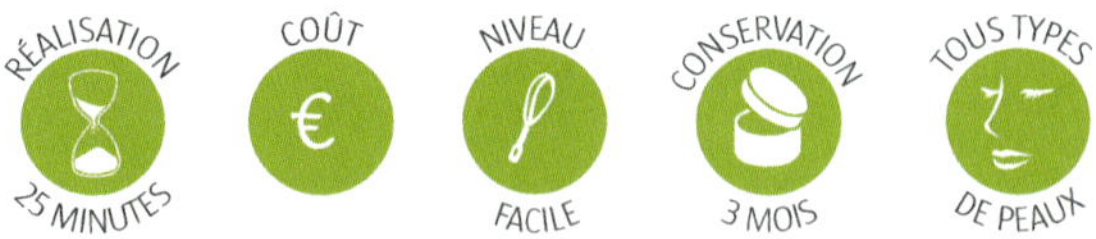

Contenant

Un tube Tottle 50 ml

Ingrédients

- Cire émulsifiante n° 3 : 2 pelles de 2 ml (ou 2 cuillères à café)
- Huile végétale de Son de Riz BIO : 3 ml
- Huile végétale d'Avocat BIO : 5 ml
- Hydrolat de Bambou BIO : 10 ml
- Eau minérale : 30 ml
- Actif Bisabolol : 19 gouttes
- Extrait aromatique de Coco : 17 gouttes
- Chlorophylle en poudre : 1 pointe de couteau
- Conservateur Cosgard : 10 gouttes

Matériel

- Deux bols
- Un mini-fouet
- Une pipette graduée de 10 ml
- Une pelle de dosage de 2 ml (ou une cuillère à café)

Zoom

Grâce à sa richesse en silice, l'hydrolat de Bambou purifie la peau tout en l'hydratant et en la matifiant. Apaisant, il est aussi utile pour les peaux sèches et sensibles. Il vous séduira par le toucher douceur qu'il laisse sur la peau.

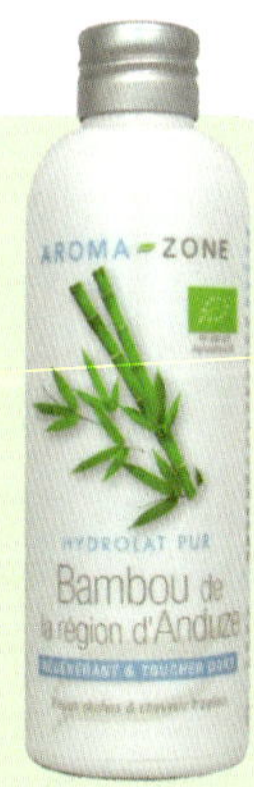

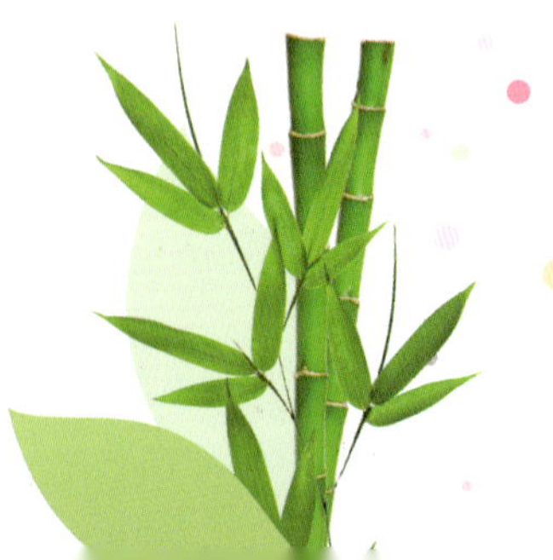

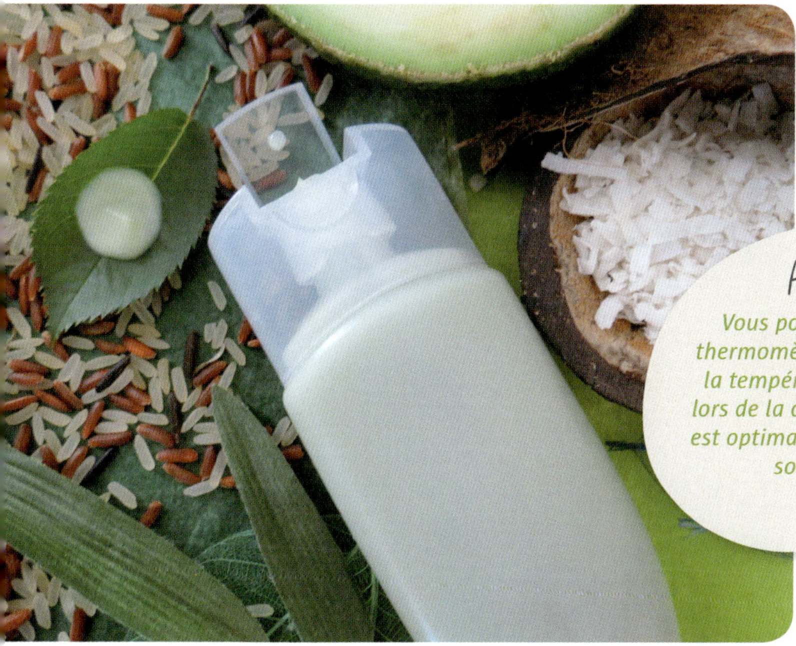

Astuce

Vous pouvez utiliser un thermomètre pour contrôler la température de vos bols lors de la chauffe. L'émulsion est optimale lorsque les deux sont à 70 °C.

MISE EN ŒUVRE

✔ **Mettez dans un bol** la Cire émulsifiante n° 3, puis les huiles végétales de Son de Riz et d'Avocat en les dosant à la pipette.

✔ **Dans un autre bol,** transférez l'hydrolat de Bambou et l'eau minérale à l'aide de la pipette.

✔ **Faites chauffer les deux bols** séparément au bain-marie.

✔ Lorsque la Cire émulsifiante est totalement fondue et que l'eau commence à frémir, **sortez les bols** du bain-marie.

✔ **Ajoutez lentement l'eau frémissante** à la Cire émulsifiante sans cesser d'agiter vigoureusement pendant environ 3 minutes.

✔ Toujours en fouettant, **mettez le bol dans un fond d'eau froide** jusqu'au refroidissement complet.

✔ **Ajoutez** le Bisabolol, l'extrait aromatique de Coco, la Chlorophylle et le conservateur Cosgard en mélangeant bien entre chaque ajout.

✔ **Transvasez la préparation** dans le tube tottle à l'aide de la pipette.

Masque visage hydratant zen

Accordez un moment de relaxation à votre esprit et à votre peau avec ce masque hydratant et apaisant aux extraits de Son de Riz et de Bambou. Appliquez en couche épaisse sur l'ensemble du visage en évitant le contour des yeux. Laissez poser 5 à 10 minutes en vous relaxant, puis rincez à l'eau claire.

RÉALISATION 25 MINUTES | COÛT €€ | NIVEAU FACILE | CONSERVATION 3 MOIS | TOUS TYPES DE PEAUX

Contenant

Un pot 65 ml

Ingrédients

- **Cire émulsifiante n°3 : 4,5 pelles de 2 ml (ou 4 cuillères à café et demie)**
- **Huile végétale de Son de Riz BIO : 20 ml**
- **Hydrolat de Bambou BIO : 40 ml**
- **Actif Bisabolol : 24 gouttes**
- **Fragrance cosmétique naturelle Aqua'zen : 13 gouttes**
- **Chlorophylle en poudre : 1,5 cuillère de 0,5 ml**
- **Conservateur Cosgard : 13 gouttes**

Matériel

- **Deux bols**
- **Un mini-fouet**
- **Une pipette graduée de 10 ml**
- **Une cuillère de 0,5 ml**
- **Une pelle de dosage de 2 ml (ou une cuillère à café)**

Astuce

Utilisez une spatule pour prélever votre masque dans des conditions d'hygiène parfaite.

Zoom

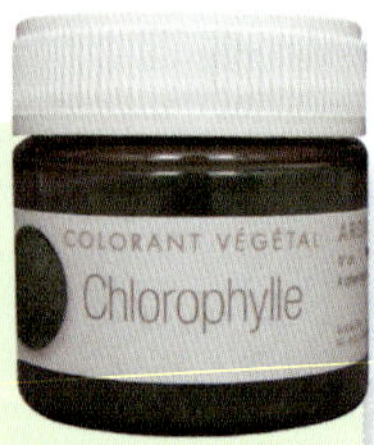

La Chlorophylle est un précieux pigment vert naturel qui est extrait de l'alfalfa également appelé luzerne. Facile à incorporer aux phases aqueuses et au pouvoir colorant très puissant, elle permet d'obtenir de magnifiques teintes vertes. La chlorophylle est aussi connue pour ses propriétés purifiantes.

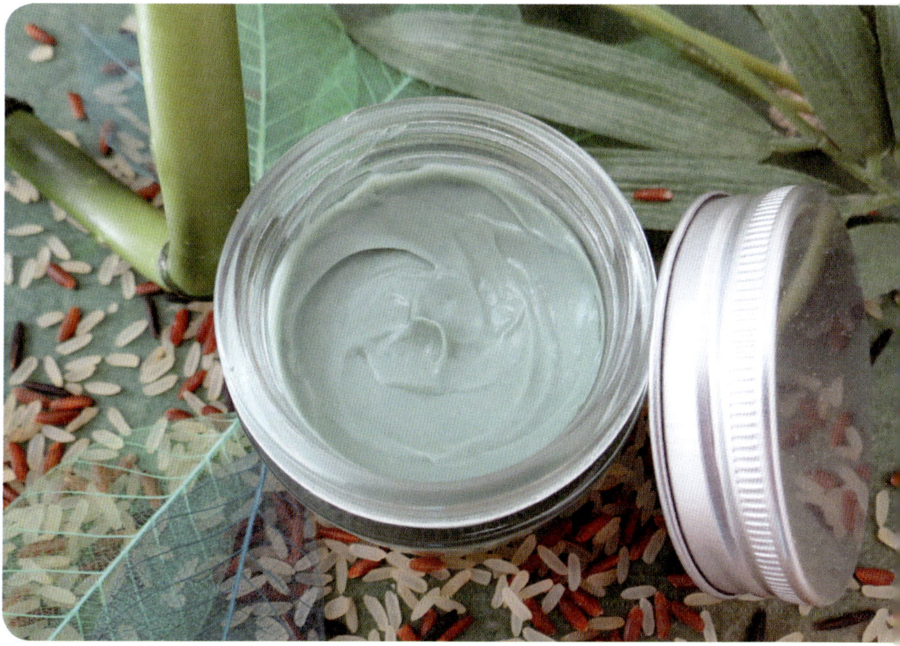

MISE EN ŒUVRE

- **Mettez dans un bol** la Cire émulsifiante n° 3, puis l'huile végétale de Son de Riz en la dosant à l'aide de la pipette.
- **Dans un autre bol,** transférez l'hydrolat de Bambou avec la pipette.
- **Faites chauffer les deux bols** séparément au bain-marie.
- Lorsque la Cire émulsifiante est totalement fondue et que l'hydrolat de Bambou commence à frémir, **sortez les bols** du bain-marie.
- **Ajoutez lentement l'hydrolat frémissant** à la Cire émulsifiante sans cesser d'agiter vigoureusement pendant environ 3 minutes.
- Toujours en fouettant, **mettez le bol dans un fond d'eau froide** jusqu'au refroidissement complet.
- **Ajoutez** le Bisabolol, la fragrance Aqua'zen, la Chlorophylle et le conservateur Cosgard en mélangeant bien entre chaque ajout.
- **Transvasez la préparation** dans le pot.

Soin contour des yeux anti-âge et anti-cernes à l'Avocat

Grâce aux huiles d'Avocat et de Son de Riz, connues pour leurs vertus toniques et anti-rides, ce soin complet bi-phase combat les poches et les cernes, mais retarde aussi l'apparition des pattes d'oie. Le roll-on procure un massage ciblé et efficace du contour de l'œil. Agitez bien avant chaque emploi.

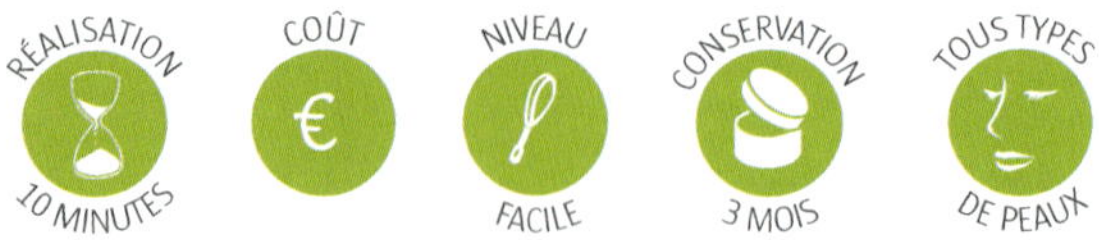
RÉALISATION
10 MINUTES
COÛT
€
NIVEAU
FACILE
CONSERVATION
3 MOIS
TOUS TYPES
DE PEAUX

Contenant

Un roll-on 10 ml

Ingrédients

- **Huile végétale d'Avocat BIO : 2,5 ml**
- **Huile végétale de Son de Riz BIO : 2,5 ml**
- **Hydrolat de Bambou BIO : 5 ml**
- **Actif Bisabolol : 1 goutte**
- **Conservateur Cosgard : 2 gouttes**

Matériel

- **Un bol**
- **Un mini-fouet**
- **Une pipette graduée de 10 ml**

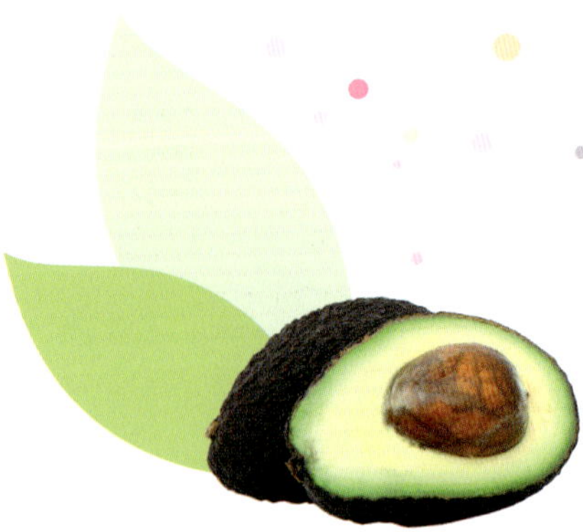

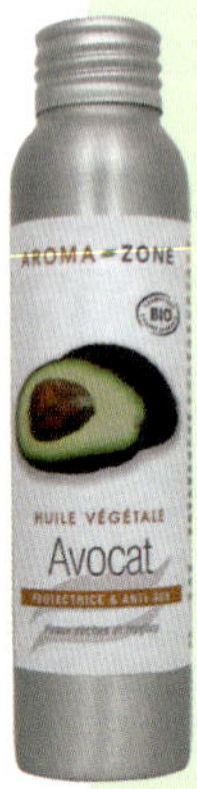
AROMA-ZONE
BIO
HUILE VÉGÉTALE
Avocat

Zoom

Obtenue à partir de la pulpe, l'huile végétale d'Avocat constitue une excellente huile nutritive et anti-rides avec des propriétés pénétrantes exceptionnelles. Elle s'applique sur les peaux sèches, ainsi que sur la peau fragile du contour des yeux.

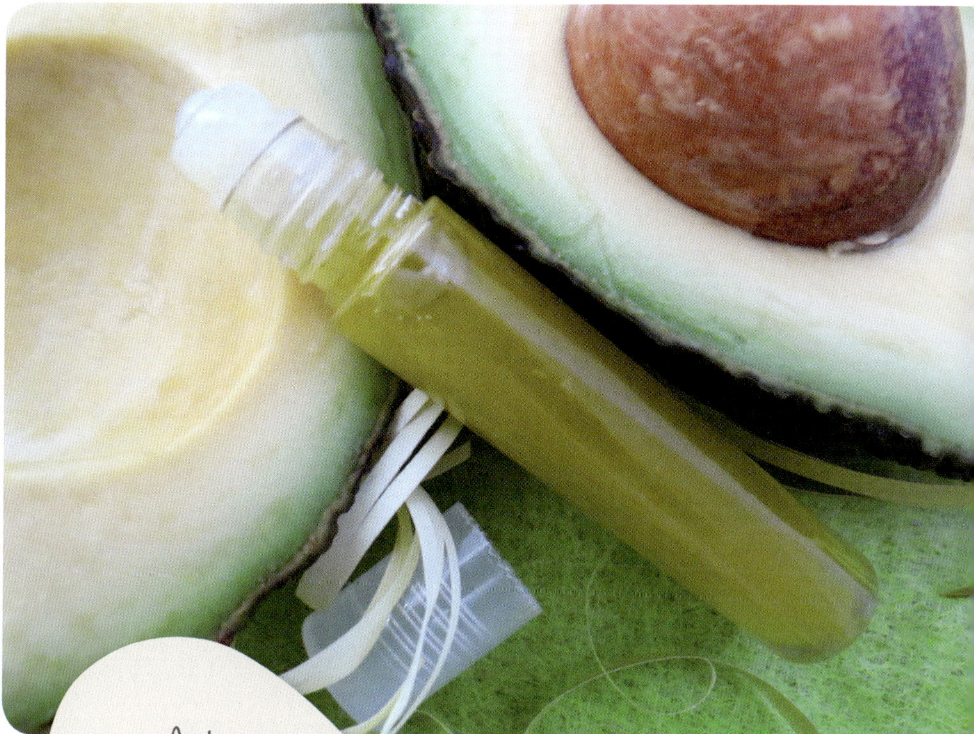

Astuce

Pour un effet défatigant optimal, placez ce roll-on au frais avant son utilisation.

MISE EN ŒUVRE

✔ **Mettez dans un bol** les huiles végétales d'Avocat et de Son de Riz en les dosant à l'aide de la pipette.

✔ **Ajoutez** l'hydrolat de Bambou en le dosant avec la pipette, puis le Bisabolol et le conservateur Cosgard en mélangeant bien entre chaque ajout.

✔ **Transvasez la préparation** dans le roll-on en vous aidant, si besoin, de la pipette.

Lait apaisant pour le corps au Bambou

Riche en Bisabolol et en huile d'Avocat, ce lait aux notes fraîches et acidulées apaise et hydrate la peau tout en la parfumant délicatement. Son toucher frais et non gras le rend très agréable et pratique à appliquer.

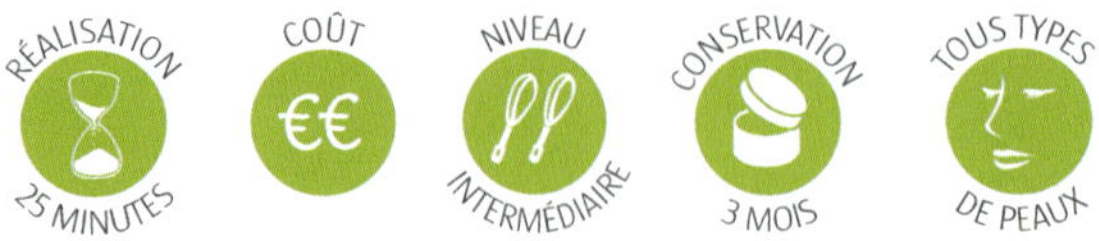

Contenant

Un flacon 100 ml avec pompe crème

Ingrédients

- **Cire émulsifiante n°3 : 2 pelles de 2 ml (ou 2 cuillères à café)**
- **Huile végétale d'Avocat BIO : 10 ml**
- **Hydrolat de Bambou BIO : 85 ml**
- **Huile essentielle de Citron vert : 12 gouttes**
- **Fragrance cosmétique naturelle Aqua'zen : 17 gouttes**
- **Actif Bisabolol : 26 gouttes**
- **Chlorophylle en poudre : 1 petite pointe de couteau**
- **Conservateur Cosgard : 20 gouttes**

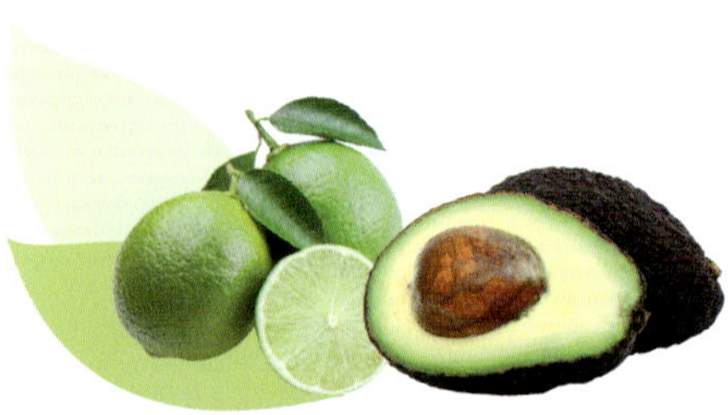

Matériel

- **Deux bols**
- **Un mini-fouet**
- **Une pipette graduée de 10 ml**
- **Un bécher gradué de 100 ml**
- **Une pelle de dosage de 2 ml (ou une cuillère à café)**

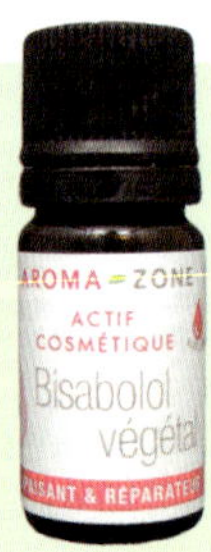

Zoom

Le Bisabolol, extrait de l'huile essentielle de Candeia, est un actif naturel connu pour ses vertus apaisantes, réparatrices et adoucissantes. Ingrédient très efficace à faible dose, il est idéal pour le soin des peaux sensibles et tiraillées.

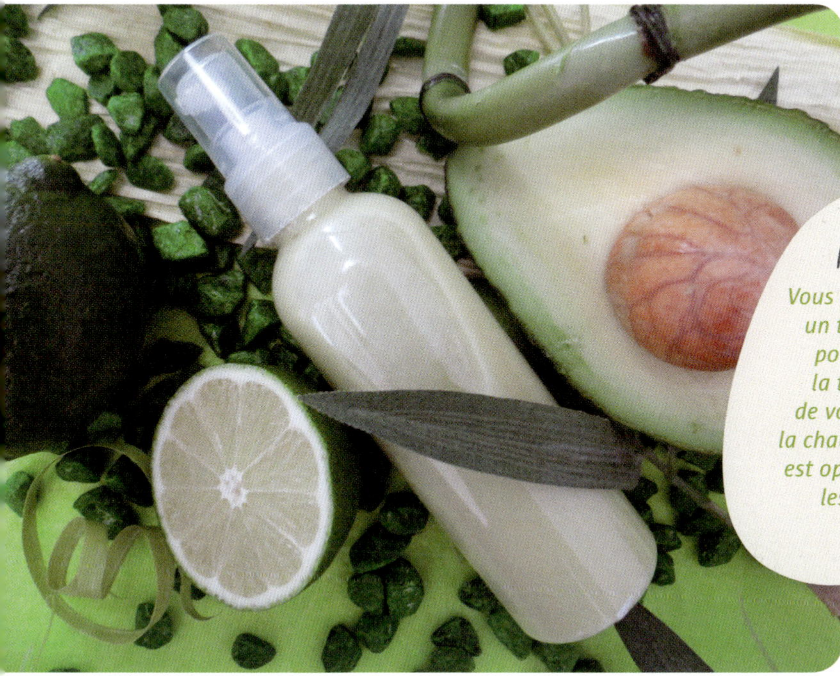

Astuce

Vous pouvez utiliser un thermomètre pour contrôler la température de vos bols lors de la chauffe. L'émulsion est optimale lorsque les deux sont à 70 °C.

MISE EN ŒUVRE

✔ **Mettez dans un bol** la Cire émulsifiante n° 3, puis l'huile végétale d'Avocat en la dosant à l'aide de la pipette.

✔ **Dans un autre bol,** transférez l'hydrolat de Bambou à l'aide du bécher gradué.

✔ **Faites chauffer les deux bols** séparément au bain-marie.

✔ Lorsque la Cire émulsifiante est totalement fondue et que l'hydrolat de Bambou commence à frémir, **sortez les bols** du bain-marie.

✔ **Ajoutez lentement l'hydrolat frémissant** dans l'autre bol sans cesser d'agiter vigoureusement pendant environ 3 minutes.

✔ Toujours en fouettant, **mettez le bol dans un fond d'eau froide** jusqu'au refroidissement complet.

✔ **Ajoutez** l'huile essentielle de Citron vert, la fragrance Aqua'zen, le Bisabolol, la Chlorophylle et le conservateur Cosgard en mélangeant bien entre chaque ajout.

✔ **Transvasez la préparation** dans le flacon, si besoin à l'aide de la pipette.

Gommage corps végétal aux fibres de Bambou

Ce gommage végétal à l'huile d'Avocat et aux fibres de Bambou s'utilise une à deux fois par semaine pour une peau douce et lumineuse. Appliquez sous la douche en massages circulaires, puis rincez simplement à l'eau claire. Utilisez une spatule pour prélever votre gommage dans une hygiène parfaite.

Réalisation 25 minutes | Coût €€ | Niveau facile | Conservation 3 mois | Tous types de peaux

Contenant

Un pot bocal 120 ml

Ingrédients

- **Cire émulsifiante n° 3 : 4,5 pelles de 2 ml (ou 1 cuillère à soupe)**
- **Huile végétale d'Avocat BIO : 25 ml**
- **Eau minérale : 80 ml**
- **Extrait aromatique de Coco : 2 ml**
- **Huile essentielle de Citron vert : 53 gouttes**
- **Exfoliant Fibres de Bambou : 12 pelles de 2 ml (ou 2 cuillères à soupe et demie)**
- **Chlorophylle en poudre : 2 cuillères de 0,5 ml**
- **Conservateur Cosgard : 23 gouttes**

Matériel

- **Deux bols**
- **Un mini-fouet**
- **Une pipette graduée de 10 ml**
- **Un bécher gradué de 100 ml**
- **Une cuillère de 0,5 ml**
- **Une pelle de dosage de 2 ml (ou une cuillère à soupe)**

Zoom

Les fibres de bambou 100 % naturelles permettent de réaliser une exfoliation douce du corps et du visage. Cet exfoliant végétal se révèle très efficace pour lisser la peau, la nettoyer en profondeur tout en illuminant le teint.

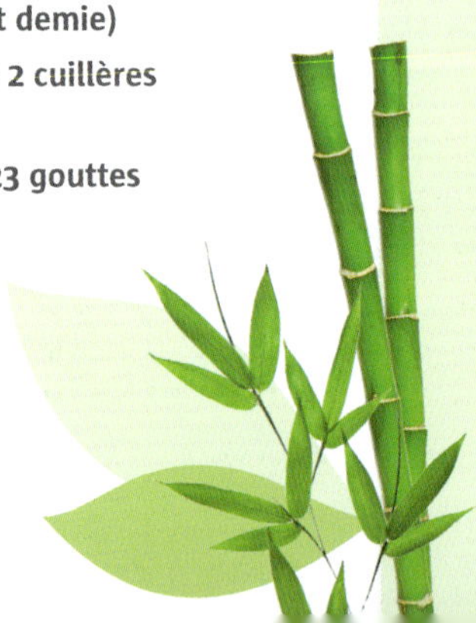

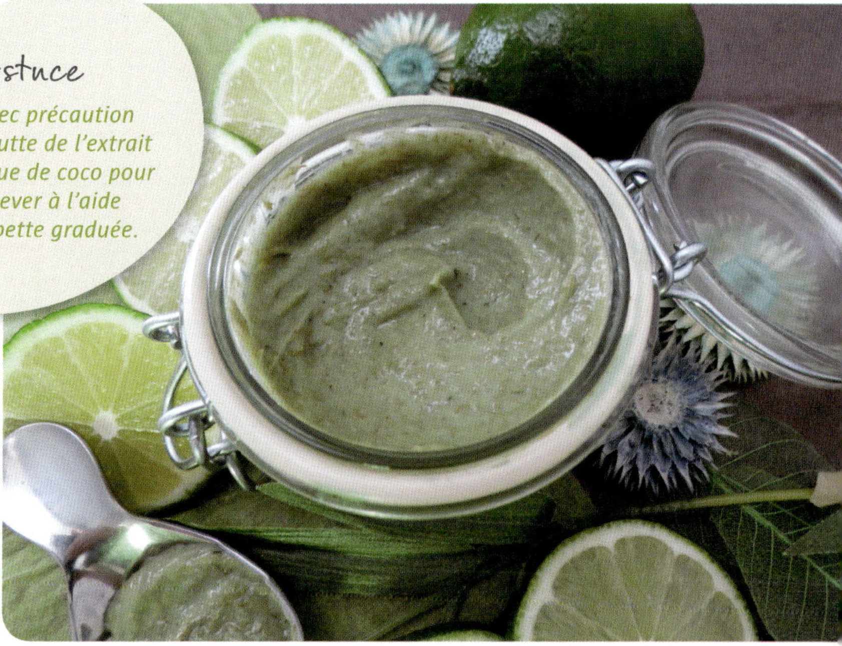

Astuce

Ôtez avec précaution le codigoutte de l'extrait aromatique de coco pour le prélever à l'aide de la pipette graduée.

MISE EN ŒUVRE

- ✔ **Mettez dans un bol** la Cire émulsifiante n° 3, puis l'huile végétale d'Avocat en la dosant à l'aide de la pipette.
- ✔ **Dans un autre bol,** transférez l'eau minérale à l'aide du bécher gradué.
- ✔ **Faites chauffer les deux bols** séparément au bain-marie.
- ✔ Lorsque la Cire émulsifiante est totalement fondue et que l'eau minérale commence à frémir, **sortez les bols** du bain-marie.
- ✔ **Ajoutez lentement l'eau frémissante** dans l'autre bol sans cesser d'agiter vigoureusement pendant environ 3 minutes.
- ✔ Toujours en fouettant, **mettez le bol dans un fond d'eau froide** jusqu'au refroidissement complet.
- ✔ **Ajoutez** l'extrait aromatique de Coco en le dosant à l'aide de la pipette, puis l'huile essentielle de Citron vert, les fibres de Bambou, la Chlorophylle et le conservateur Cosgard en mélangeant bien entre chaque ajout.
- ✔ **Transvasez la préparation** dans le pot.

Crème douceur de Riz pour les mains

Enrichie en Bisabolol, actif naturel réputé pour ses vertus apaisantes et réparatrices, et en huile de Son de Riz anti-âge et protectrice, la crème Douceur de Riz adoucit, répare et nourrit intensément la peau. Onctueux et léger, ce soin pénètre rapidement et laisse vos mains douces et hydratées.

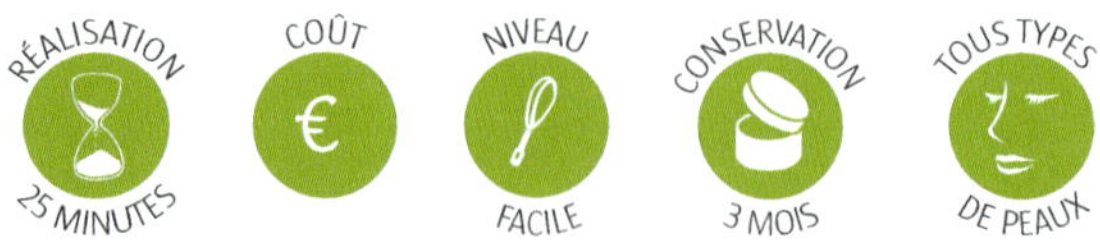

Contenant

Un pot 30 ml

Ingrédients

- **Cire émulsifiante n° 3 : 2 pelles de 2 ml (ou 2 cuillères à café)**
- **Huile végétale de Son de Riz BIO : 10 ml**
- **Hydrolat de Bambou BIO : 20 ml**
- **Actif Bisabolol : 6 gouttes**
- **Fragrance cosmétique naturelle Aqua'zen : 10 gouttes**
- **Conservateur Cosgard : 7 gouttes**

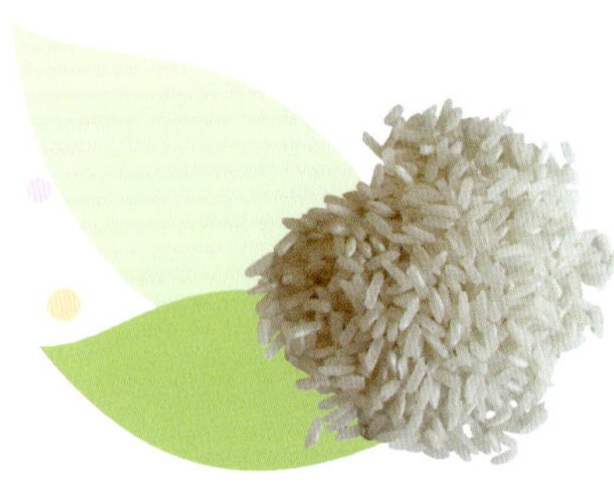

Matériel

- **Deux bols**
- **Un mini-fouet**
- **Une pipette graduée de 10 ml**
- **Une pelle de dosage de 2 ml (ou une cuillère à café)**

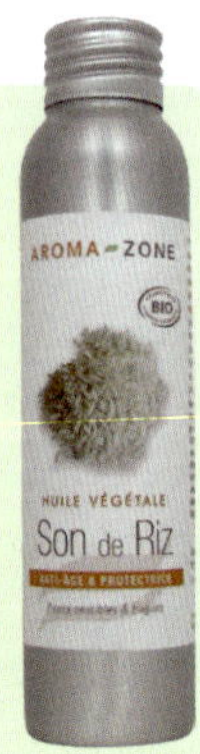

Zoom

L'huile végétale de Son de Riz BIO est un cocktail unique de molécules anti-oxydantes. Ce complexe anti-âge est connu pour protéger la peau du vieillissement et des agressions extérieures (UV, pollution...). Elle est également apaisante et réputée pour activer la microcirculation.

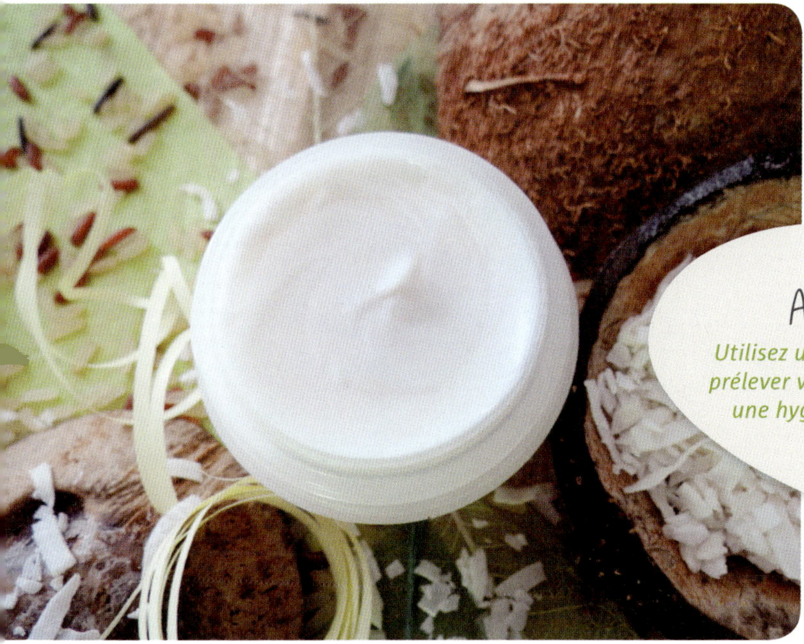

Astuce

Utilisez une spatule pour prélever votre crème dans une hygiène parfaite.

MISE EN ŒUVRE

- ✔ **Mettez dans un bol** la Cire émulsifiante n° 3, puis l'huile végétale de Son de Riz en la dosant à l'aide de la pipette.
- ✔ **Dans un autre bol,** transférez l'hydrolat de Bambou avec la pipette.
- ✔ **Faites chauffer les deux bols** séparément au bain-marie.
- ✔ Lorsque la Cire émulsifiante est totalement fondue et que l'hydrolat de Bambou commence à frémir, **sortez les bols** du bain-marie.
- ✔ **Ajoutez lentement l'hydrolat frémissant** dans l'autre bol sans cesser d'agiter vigoureusement pendant environ 3 minutes.
- ✔ Toujours en fouettant, **mettez le bol dans un fond d'eau froide** jusqu'au refroidissement complet.
- ✔ **Ajoutez** le Bisabolol, la fragrance Aqua'zen et le conservateur Cosgard en mélangeant bien entre chaque ajout.
- ✔ **Transvasez la préparation** dans le pot.

Boule de douche Coco & Citron vert

Ce gel douche aux notes pétillantes et exotiques de noix de Coco et de Citron vert procure une sensation immédiate de fraîcheur. Sa mousse généreuse laisse votre peau douce, nette et délicatement parfumée.

Réalisation : 10 minutes
Coût : €€
Niveau : facile
Conservation : 3 mois
Tous types de peaux

Contenant

Un flacon boule 150 ml avec pompe savon

Ingrédients

- **Base lavante neutre BIO : 150 ml**
- **Extrait aromatique de Coco : 3,5 ml**
- **Huile essentielle de Citron vert : 35 gouttes**
- **Chlorophylle en poudre : une pointe de couteau**
- **Fragrance cosmétique naturelle Aqua'zen : 14 gouttes**

Matériel

- **Un bol**
- **Un mini-fouet**
- **Une pipette graduée de 10 ml**
- **Un bécher gradué de 100 ml**

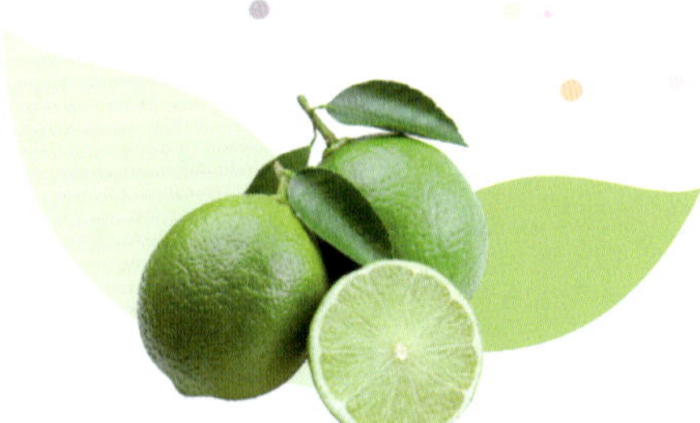

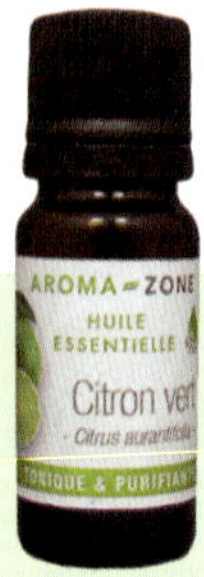

Zoom

L'huile essentielle de Citron vert ressource, rééquilibre et recentre les énergies vitales : elle permet de lutter efficacement contre le stress, la dépression et les tensions nerveuses. Tonique, elle est connue pour faciliter la circulation du sang.

Astuce

Ôtez avec précaution le codigoutte de l'extrait aromatique de coco pour le prélever à l'aide de la pipette graduée.

MISE EN ŒUVRE

- **Dosez la Base lavante neutre** avec le bécher et mettez-la dans un bol.
- **Ajoutez** l'extrait aromatique de Coco en le dosant à l'aide de la pipette, puis l'huile essentielle de Citron vert, la Chlorophylle et la fragrance Aqua'zen en mélangeant bien entre chaque ajout.
- **Transvasez la préparation** dans le flacon à l'aide de la pipette, si besoin.

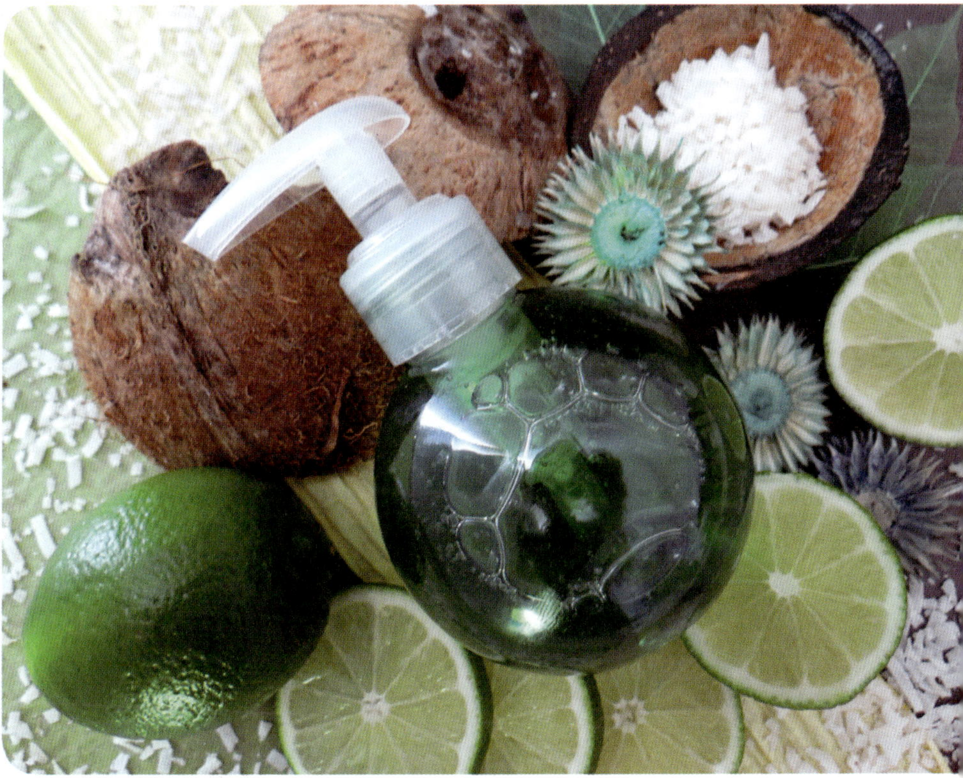

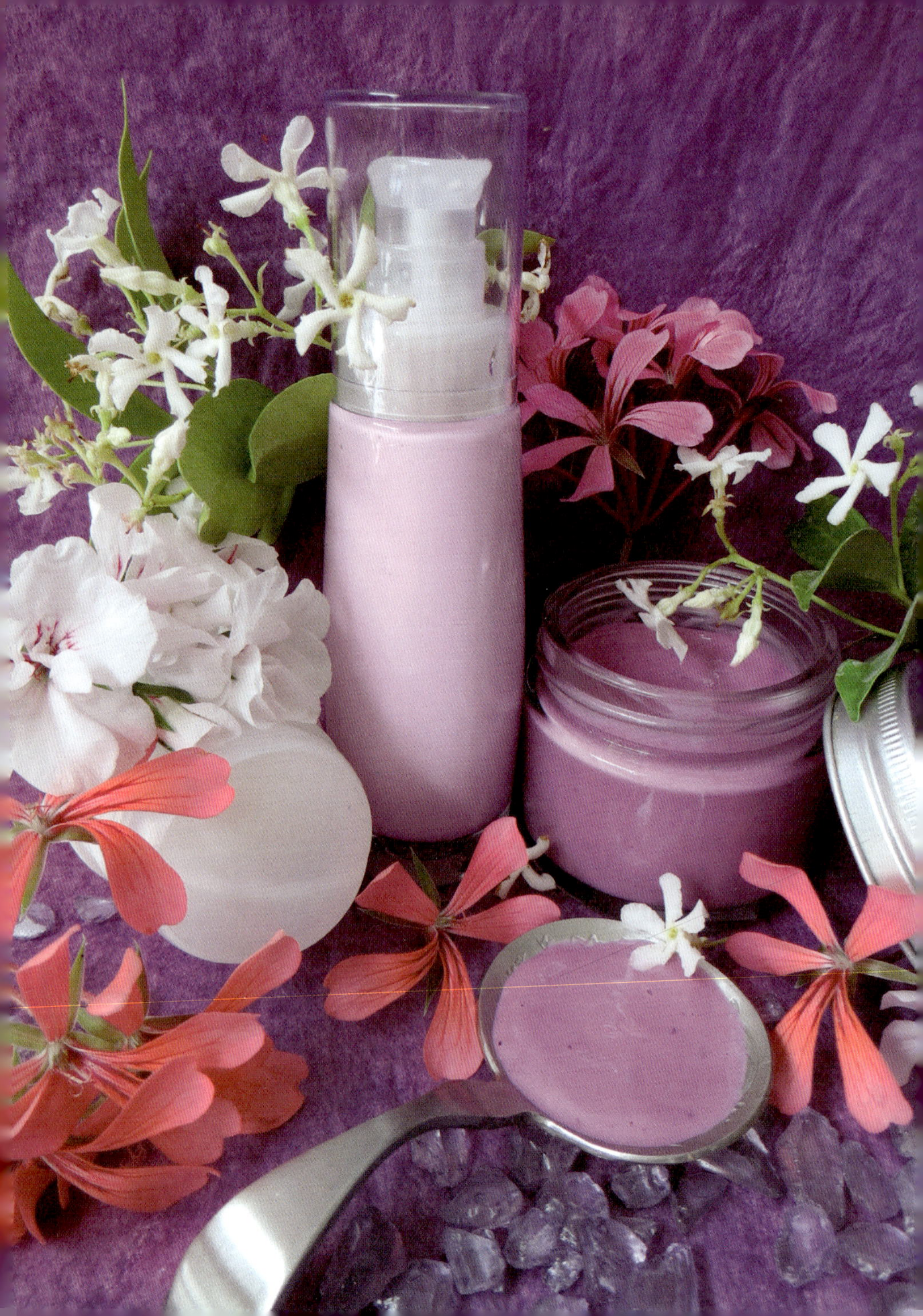

Divines Fleurs

Des fleurs précieuses de Jasmin, Orchidée, Bellis et Camélia pour une gamme de soins visage et corps nutritifs, régénérants et raffermissants aux notes florales délicates.

Les recettes

Eau micellaire régénérante au Jasmin Sambac
Crème anti-âge et raffermissante à l'Orchidée royale
Contour des yeux et des lèvres lissant aux fleurs
Masque visage régénérant aux fleurs
Eau de soin tonifiante pour le corps « Jasmin & Orchidée »
Sérum tenseur aux Pâquerettes pour le buste
Crème douceur pour les mains et les pieds au Camélia
Déodorant « Aloe vera & Géranium »

Les ingrédients

- Eau de Jasmin Sambac
- Huile végétale de Camélia BIO
- Macérât huileux de Bellis BIO
- Gel d'Aloe Vera BIO
- Extrait concentré d'Orchidée BIO
- Actif Bio-remodelant
- Actif Concentré micellaire hydratant
- Huile essentielle de Géranium Égypte
- Fragrance cosmétique naturelle La Fée Muguet
- Argile violette
- Cire émulsifiante n° 3
- Conservateur Cosgard

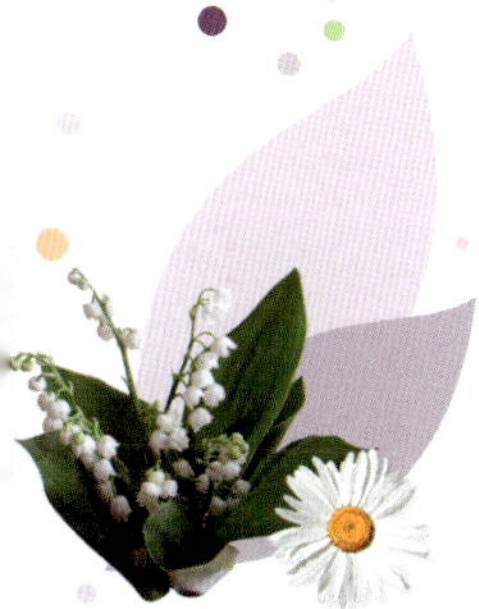

Eau micellaire régénérante au Jasmin Sambac

Une sensation de douceur immédiate avec cette eau régénérante aux fleurs de Jasmin, à la fois nettoyante, démaquillante, tonique et hydratante. Imbibez un coton d'eau micellaire, puis appliquez sur le visage, les yeux et le cou. Il est inutile de rincer.

Réalisation : 5 minutes | Coût : € | Niveau : facile | Conservation : 3 mois | Tous types de peaux

Contenant

Un flacon 50 ml avec capsule service

Ingrédients

- **Eau de Jasmin Sambac : 40 ml**
- **Actif concentré micellaire hydratant : 5 ml**
- **Extrait concentré d'Orchidée royale BIO : 5 ml**
- **Conservateur Cosgard : 10 gouttes**

Matériel

- **Un bol**
- **Un mini-fouet**
- **Une pipette graduée de 10 ml**

Zoom

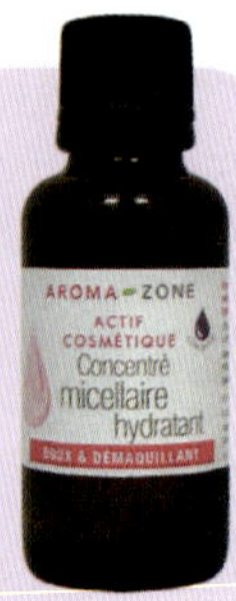

Le Concentré micellaire hydratant est un mélange synergique d'actifs naturels hydratants et d'un tensioactif très doux. Il s'utilise très simplement pour préparer des lotions micellaires, des démaquillants et des lotions nettoyantes douces et hydratantes, avec ou sans rinçage. Il forme des micelles qui dissolvent et éliminent les impuretés tout en respectant le film hydrolipidique de la peau.

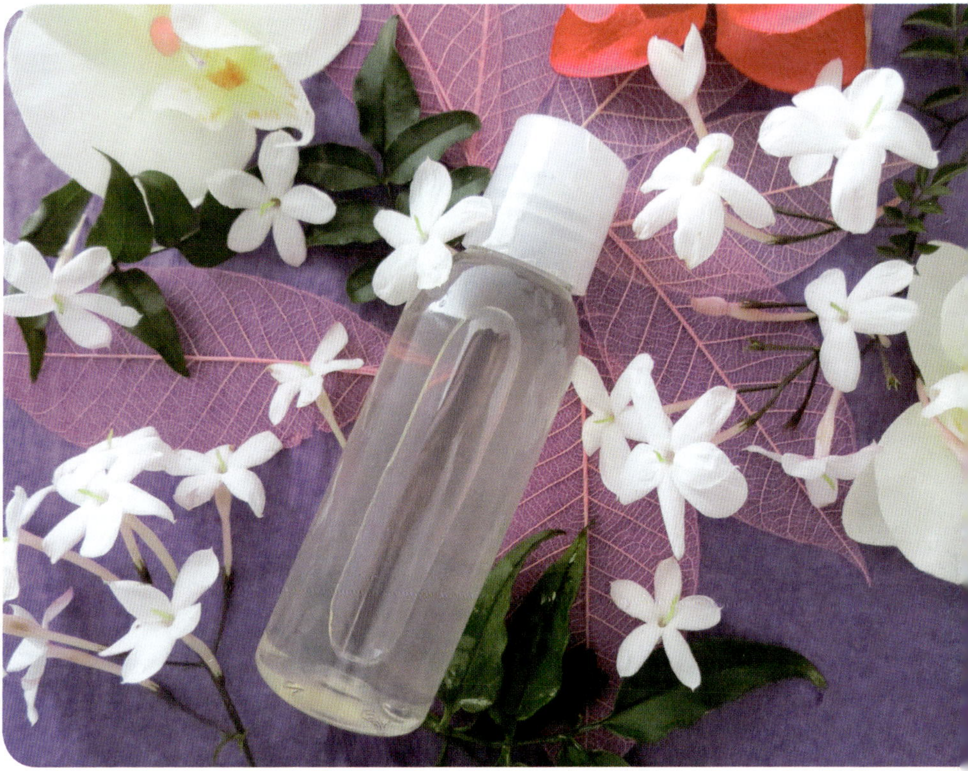

MISE EN ŒUVRE

✔ **Mettez l'eau de Jasmin dans un bol** en la dosant à l'aide de la pipette.

✔ **Ajoutez** le Concentré micellaire hydratant et l'extrait d'Orchidée en les dosant avec la pipette, puis le conservateur Cosgard. Mélangez bien entre chaque ajout.

✔ **Transvasez la préparation** dans le flacon en vous aidant de la pipette, si besoin.

Astuce

Ôtez avec précaution les codigouttes du Concentré micellaire hydratant et de l'extrait d'Orchidée pour les prélever à l'aide de la pipette graduée.

Crème anti-âge et raffermissante à l'Orchidée royale

Légère et fondante, cette crème enrichie en extraits actifs d'Orchidée royale BIO et de Lin de Picardie permet à la peau de retrouver sa fermeté et de lisser les rides et ridules. Appliquez matin et soir sur une peau propre et sèche.

Réalisation : 25 minutes
Coût : €
Niveau : intermédiaire
Conservation : 3 mois
Tous types de peaux

Contenant

Un flacon 50 ml avec pompe crème

Ingrédients

- **Cire émulsifiante n° 3 : 1 pelle de 2 ml (ou 1 cuillère à café)**
- **Huile végétale de Camélia BIO : 5 ml**
- **Macérât huileux de Bellis BIO : 3 ml**
- **Eau aromatique de Jasmin Sambac : 35 ml**
- **Actif Bio-remodelant : 2 ml**
- **Extrait concentré d'Orchidée royale BIO : 3 ml**
- **Fragrance cosmétique naturelle La Fée Muguet : 11 gouttes**
- **Argile violette : 1 cuillère de 0,5 ml**
- **Conservateur Cosgard : 10 gouttes**

Matériel

- **Deux bols**
- **Un mini-fouet**
- **Une pipette graduée de 10 ml**
- **Une cuillère de 0,5 ml**
- **Une pelle de dosage de 2 ml (ou une cuillère à café)**

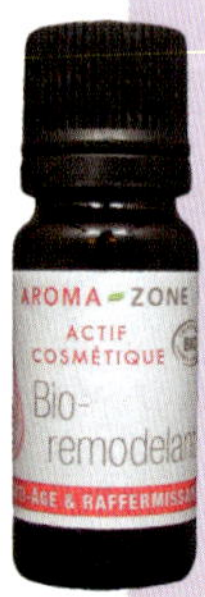

Zoom

Le Bio-remodelant est un extrait de graines de Lin cultivées en Picardie. Il a un effet redensifiant et raffermissant prouvé sur la peau. Un actif d'exception pour vos soins anti-âge, anti-relâchement cutané, ovale du visage et contour des yeux !

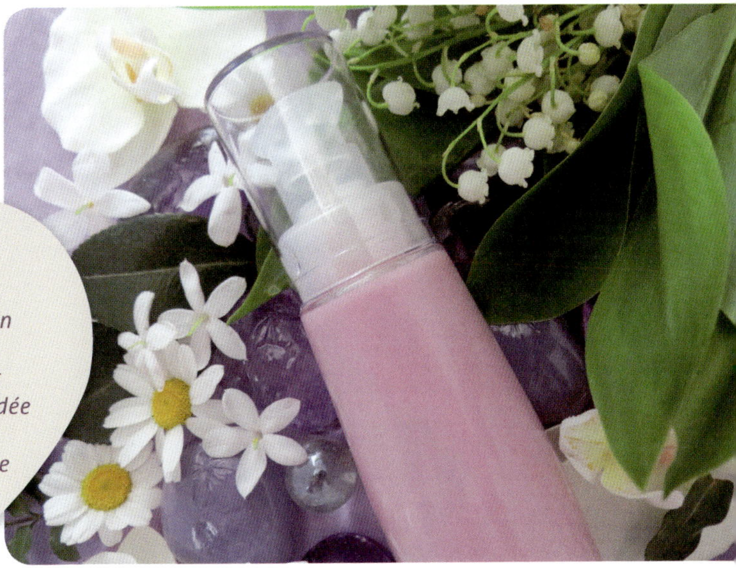

Astuce

Ôtez avec précaution les codigouttes du Bio-remodelant et de l'extrait d'Orchidée pour les prélever à l'aide de la pipette graduée.

MISE EN ŒUVRE

- ✔ **Mettez dans un bol** la Cire émulsifiante n° 3, puis l'huile végétale de Camélia et le macérât de Bellis en les dosant à l'aide de la pipette.
- ✔ **Dans un autre bol,** transférez l'eau de Jasmin avec la pipette.
- ✔ **Faites chauffer les deux bols** séparément au bain-marie.
- ✔ Lorsque la Cire émulsifiante est totalement fondue et que l'eau de Jasmin commence à frémir, **sortez les bols** du bain-marie.
- ✔ **Ajoutez** lentement l'eau de Jasmin frémissante dans l'autre bol en agitant vigoureusement pendant environ 3 minutes.
- ✔ Toujours en remuant, **mettez le bol dans un fond d'eau froide** jusqu'au refroidissement complet.
- ✔ **Diluez l'Argile Violette** dans un peu d'eau pour une meilleure dispersion.
- ✔ **Ajoutez** le Bio-remodelant et l'extrait d'Orchidée en les dosant à l'aide de la pipette, puis la fragrance Fée Muguet, l'Argile Violette et le conservateur Cosgard en mélangeant bien entre chaque ajout.
- ✔ **Transvasez la préparation** dans le flacon à l'aide de la pipette.

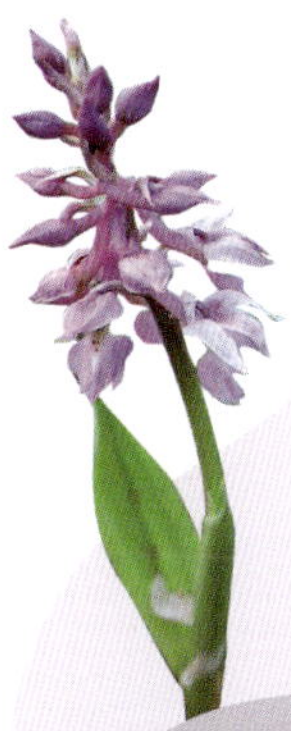

Contour des yeux et des lèvres lissant aux fleurs

Ce soin fondant facile à appliquer lisse et éclaircit le contour de l'œil, et repulpe le contour des lèvres. Appliquez le roll-on matin et soir directement sur le contour des yeux et des lèvres.

Réalisation : 10 minutes – Coût : € – Niveau : facile – Conservation : 3 mois – Tous types de peaux

Contenant

Un roll-on 10 ml

Ingrédients

- **Gel d'Aloe Vera BIO : 5 ml**
- **Eau minérale : 3 ml**
- **Eau de Jasmin Sambac : 2 ml**
- **Macérât huileux de Bellis BIO : 1 ml**
- **Actif Bio-remodelant : 20 gouttes**
- **Fragrance cosmétique naturelle La Fée Muguet : 1 goutte**
- **Argile Violette : 1 pointe de couteau**
- **Conservateur Cosgard : 2 gouttes**

Matériel

- **Un bol**
- **Un mini-fouet**
- **Une pipette graduée de 10 ml**

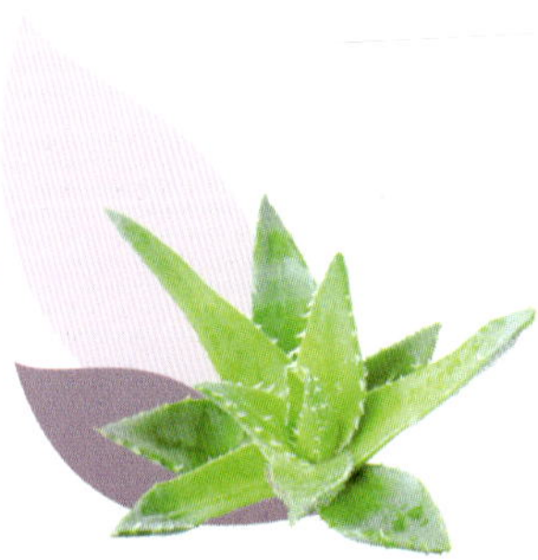

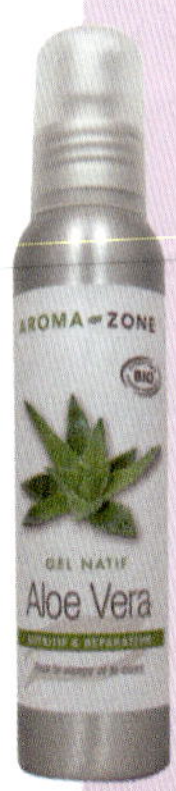

Zoom

Riche en vitamines, oligoéléments, enzymes et acides aminés, le gel d'Aloe Vera possède des vertus extraordinaires sur la peau. Hydratant et anti-âge, il est connu pour ses effets tenseurs et régénérants qui font de ce gel un produit de soin complet très intéressant pour les peaux fatiguées.

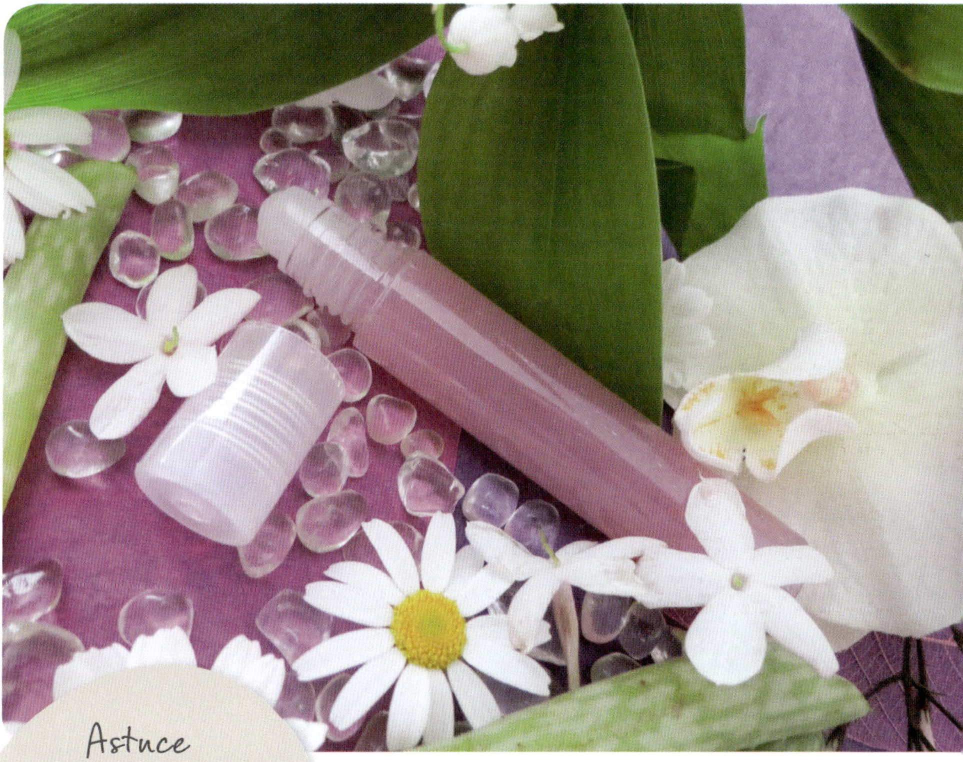

Astuce

Diluez l'Argile Violette dans un peu d'eau pour une meilleure dispersion de celle-ci.

MISE EN ŒUVRE

✔ **Mettez dans un bol** le gel d'Aloe Vera en le dosant à l'aide de la pipette.

✔ **Incorporez petit à petit** en remuant l'eau minérale et l'eau de Jasmin avec la pipette graduée.

✔ **Ajoutez** le macérât de Bellis en le dosant à l'aide de la pipette, puis le Bio-remodelant, la fragrance Fée Muguet, l'Argile Violette et le Conservateur en mélangeant bien entre chaque ajout.

✔ **Transvasez la préparation** dans le roll-on à l'aide de la pipette.

Masque visage régénérant aux fleurs

Ce « masque-crème » onctueux hydrate, nourrit et régénère la peau de votre visage. Un soin complet pour retrouver un teint radieux et une peau repulpée, lisse et douce. Appliquez 1 à 2 fois par semaine sur une peau nettoyée. Laissez poser 10 minutes, puis rincez à l'eau claire.

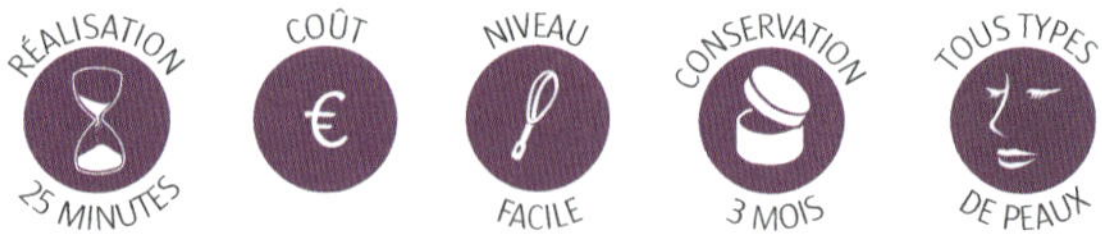

Contenant

Un pot 65 ml

Ingrédients

- **Cire émulsifiante n°3 : 4 pelles de 2 ml (ou 4 cuillères à café)**
- **Huile végétale de Camélia BIO : 2 ml**
- **Macérât huileux de Bellis BIO : 10 ml**
- **Gel d'Aloe Vera BIO : 40 ml**
- **Eau de Jasmin Sambac : 10 ml**
- **Extrait concentré d'Orchidée royale BIO : 27 gouttes**
- **Argile violette : 3,5 pelles de 2 ml (ou 3 cuillères à café et demie)**
- **Huile essentielle de Géranium Égypte : 8 gouttes**
- **Conservateur Cosgard : 13 gouttes**

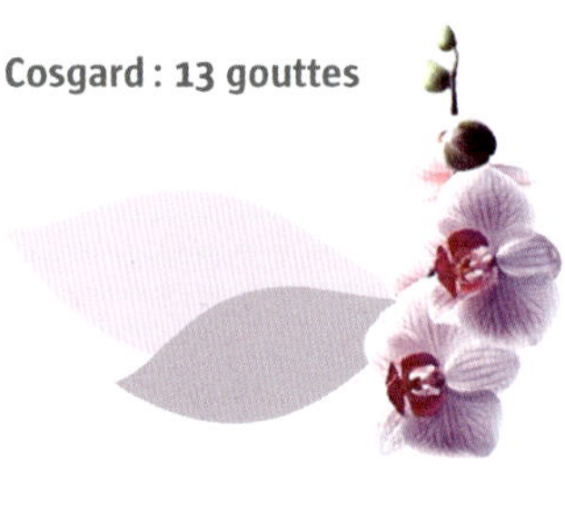

Matériel

- **Deux bols**
- **Un mini-fouet**
- **Une pipette graduée de 10 ml**
- **Une pelle de dosage de 2 ml (ou une cuillère à café)**

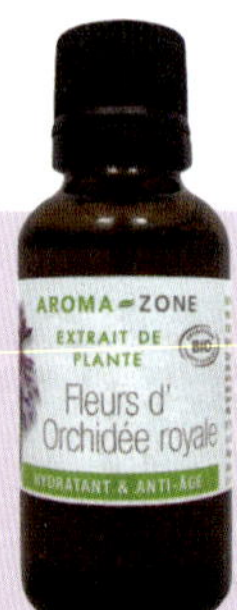

Zoom

Majestueuse et rare, l'Orchidée est riche en antioxydants et en nutriments, la rendant idéale dans les soins hydratants et régénérants, mais aussi dans les soins pour peaux matures.

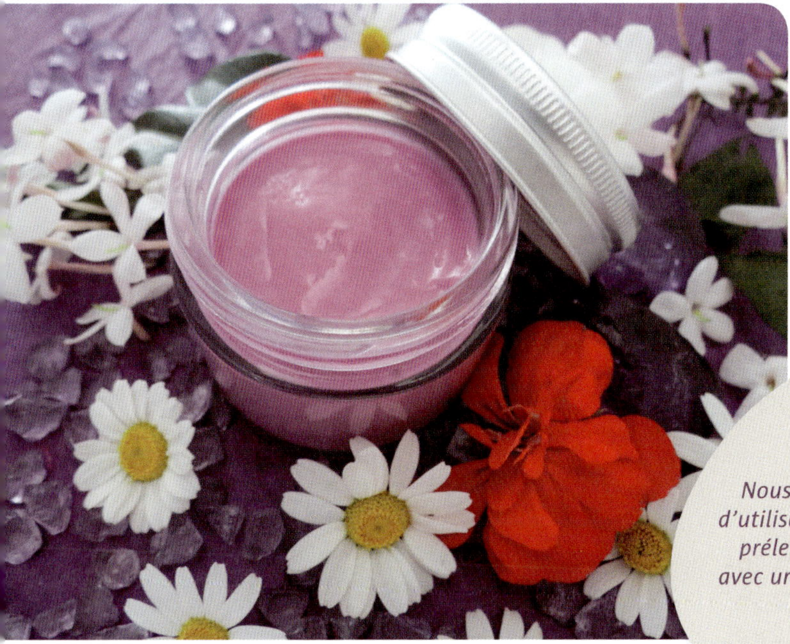

Astuce

Nous vous conseillons d'utiliser une spatule pour prélever votre masque avec une hygiène parfaite.

MISE EN ŒUVRE

- **Mettez dans un bol** la Cire émulsifiante n° 3, puis l'huile végétale de Camélia et le macérât de Bellis en les dosant à l'aide de la pipette.
- **Dans un autre bol,** versez le gel d'Aloe Vera et l'eau de Jasmin.
- **Faites chauffer les deux bols** séparément au bain-marie.
- Lorsque la Cire émulsifiante est totalement fondue et que le mélange de gel et d'eau de Jasmin commence à frémir, **sortez les bols** du bain-marie.
- **Ajoutez lentement l'eau frémissante** dans l'autre bol sans cesser d'agiter vigoureusement pendant environ 3 minutes.
- Toujours en remuant, **mettez le bol dans un fond d'eau froide** jusqu'au refroidissement complet.
- **Diluez** l'Argile Violette dans un peu d'eau.
- **Ajoutez** l'extrait d'Orchidée, l'Argile Violette, l'huile essentielle de Géranium et le conservateur Cosgard en mélangeant bien entre chaque ajout.
- **Transvasez la préparation** dans le pot.

Eau de soin tonifiante pour le corps « Jasmin & Orchidée »

Cette eau de soin vivifiante et riche en actifs de fleurs tonifie, revitalise et hydrate la peau pour la laisser douce et délicatement parfumée.

Réalisation : 10 minutes | Coût : €€ | Niveau : facile | Conservation : 3 mois | Tous types de peaux

Contenant

Un flacon 100 ml avec pompe spray

Ingrédients

- **Eau de Jasmin Sambac : 80 ml**
- **Actif Bio-remodelant : 3 ml**
- **Extrait concentré d'Orchidée royale BIO : 10 ml**
- **Actif Concentré micellaire hydratant : 7 ml**
- **Conservateur Cosgard : 20 gouttes**

Matériel

- **Un bol**
- **Un mini-fouet**
- **Une pipette graduée de 10 ml**
- **Un bécher gradué de 100 ml**

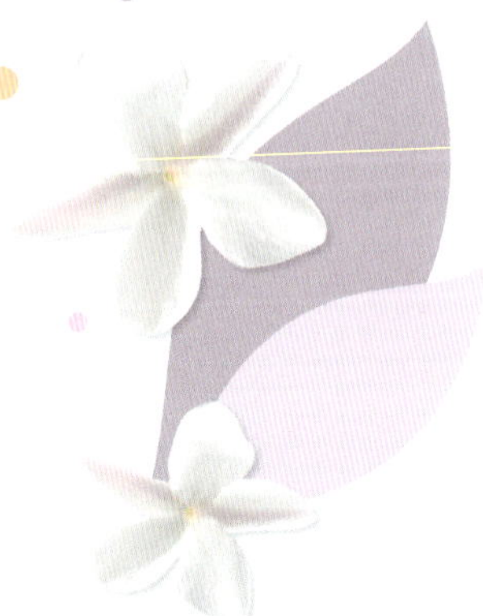

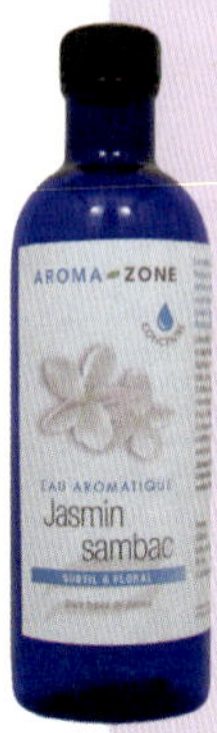

Zoom

L'eau aromatique de Jasmin à la senteur florale très fine est particulièrement appréciée. Elle apporte une touche raffinée à vos soins et peut également s'utiliser pour apporter une note originale à vos desserts.

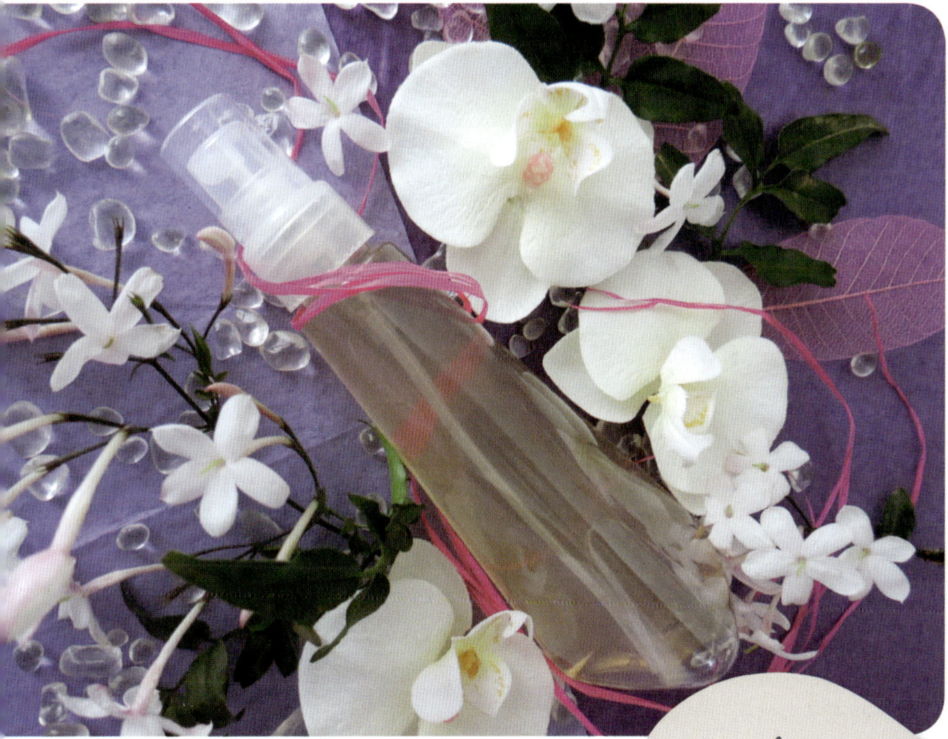

MISE EN ŒUVRE

✔ **Mettez l'eau de Jasmin dans un bol** en la dosant à l'aide du bécher.

✔ **Ajoutez** le Bio-remodelant, l'extrait d'Orchidée, le Concentré micellaire hydratant en les dosant à l'aide de la pipette, puis le conservateur Cosgard. Mélangez bien entre chaque ajout.

✔ **Transvasez la préparation** dans le flacon en vous aidant si besoin de la pipette.

Astuce

Ôtez avec précaution les codigouttes du bio-remodelant, de l'extrait d'Orchidée et du Concentré micellaire hydratant pour les prélever à l'aide de la pipette graduée.

Sérum tenseur aux Pâquerettes pour le buste

Ce sérum riche en extrait de fleurs de Pâquerettes connu pour ses propriétés raffermissantes est idéal pour maintenir le galbe du buste. Il est conseillé après une grossesse ou une perte de poids.

Réalisation : 10 minutes | Coût : €€ | Niveau : facile | Conservation : 3 mois | Tous types de peaux

Contenant

Un flacon souple 60 ml avec capsule service

Ingrédients

- **Gel d'Aloe Vera BIO : 40 ml**
- **Eau minérale : 10 ml**
- **Macérât huileux de Bellis BIO : 5 ml**
- **Actif Bio-remodelant : 3 ml**
- **Fragrance cosmétique naturelle La Fée Muguet : 43 gouttes**
- **Conservateur Cosgard : 13 gouttes**

Matériel

- **Un bol**
- **Un mini-fouet**
- **Une pipette graduée de 10 ml**

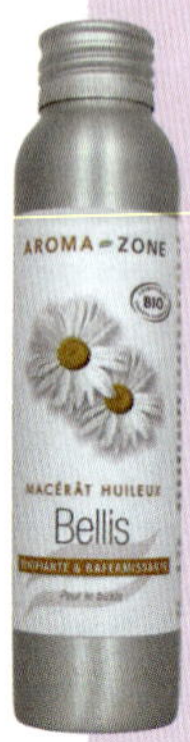

Zoom

Le macérât de Bellis est obtenu en faisant macérer des fleurs de pâquerettes BIO dans une huile végétale BIO. Il est réputé depuis la Renaissance pour ses vertus raffermissantes et son action sur la tonicité des vaisseaux sanguins. Tenseur et galbant, il redonne tonus et fermeté à la peau.

Astuce

Ôtez avec précaution le codigoutte du Bio-remodelant pour le prélever à l'aide de la pipette graduée.

MISE EN ŒUVRE

✔ **Mettez dans un bol le gel d'Aloe Vera** en le dosant à l'aide de la pipette.

✔ **Incorporez petit à petit** en agitant l'eau minérale au gel d'Aloe Vera à l'aide de la pipette graduée.

✔ **Ajoutez** le macérât de Bellis et le Bio-remodelant en les dosant à l'aide de la pipette, puis la fragrance Fée Muguet et le conservateur Cosgard. Mélangez bien entre chaque ajout.

✔ **Transvasez la préparation** dans le flacon à l'aide de la pipette.

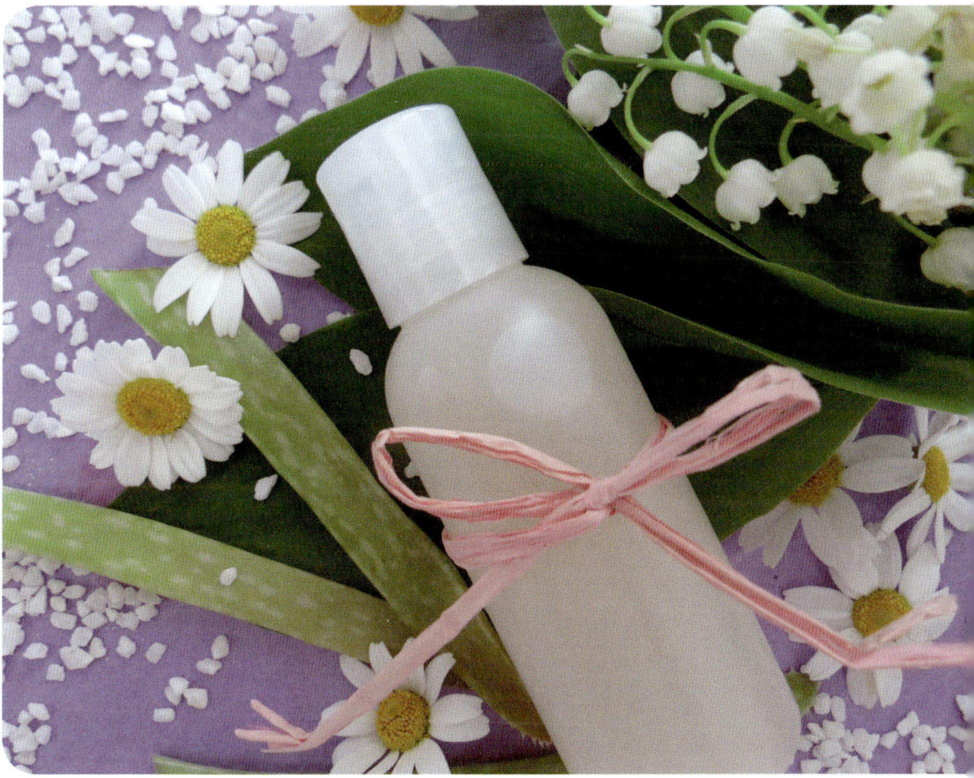

Crème douceur pour les mains et les pieds au Camélia

Cette crème à la texture légère pénètre rapidement, ne colle pas et laisse la peau douce et souple. Elle répare et protège en douceur les mains et les pieds tout en apportant une touche parfumée délicate.

RÉALISATION 25 MINUTES

COÛT €

NIVEAU FACILE

CONSERVATION 3 MOIS

TOUS TYPES DE PEAUX

Contenant

Un flacon 30 ml avec pompe crème

Ingrédients

- **Cire émulsifiante n° 3 : 2 pelles de 2 ml (ou 2 cuillères à café)**
- **Huile végétale de Camélia BIO : 10 ml**
- **Eau minérale : 20 ml**
- **Argile Violette : ½ pelle de 2 ml (ou ½ cuillère à café)**
- **Fragrance cosmétique La Fée Muguet : 13 gouttes**
- **Conservateur Cosgard : 6 gouttes**

Matériel

- **Deux bols**
- **Un mini-fouet**
- **Une pipette graduée de 10 ml**
- **Une pelle de dosage de 2 ml (ou une cuillère à café)**

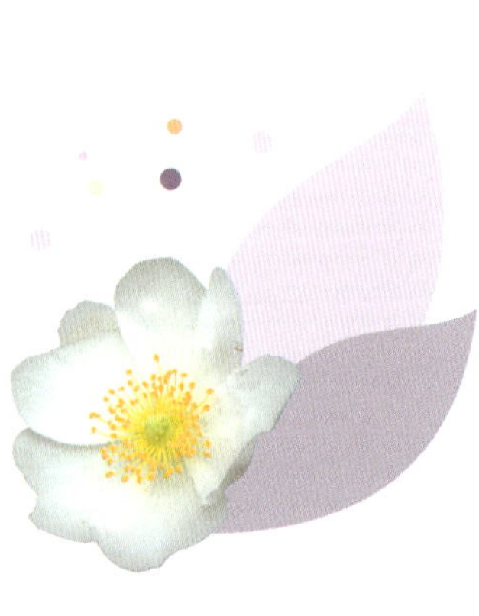

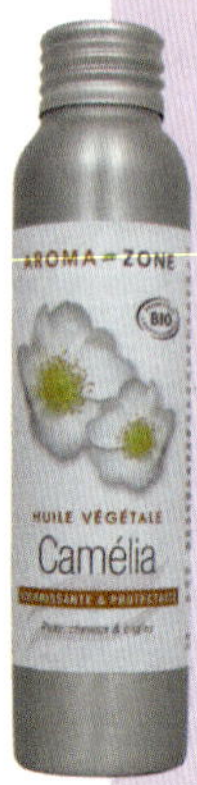

Zoom

L'huile de Camélia BIO, appelée également huile de thé vert, est extraite des graines du théier. Très douce, elle possède des propriétés nourrissantes, protectrices, adoucissantes, et assouplissantes pour la peau. Elle constitue également un très bon soin capillaire pour les cheveux secs ou dévitalisés et s'utilise aussi pour le soin des mains, des ongles cassants et pour nourrir les cuticules.

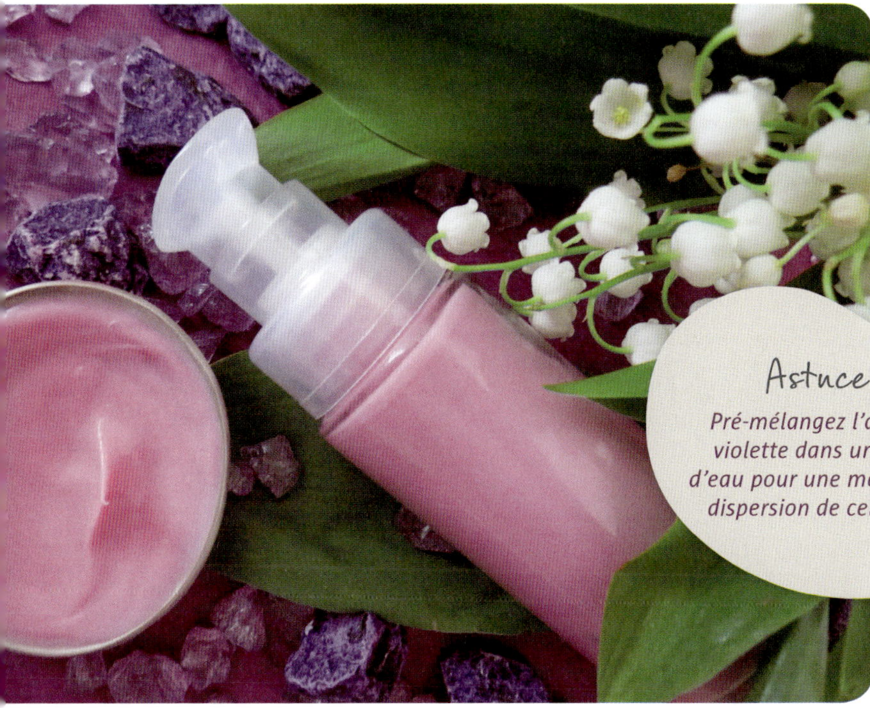

Astuce

Pré-mélangez l'argile violette dans un peu d'eau pour une meilleure dispersion de celle-ci.

MISE EN ŒUVRE

✔ **Mettez dans un bol** la Cire émulsifiante n° 3, puis l'huile végétale de Camélia en la dosant à l'aide de la pipette.

✔ **Dans un autre bol,** transférez l'eau minérale avec la pipette.

✔ **Faites chauffer les deux bols** séparément au bain-marie.

✔ Lorsque la Cire émulsifiante est totalement fondue et que l'eau minérale commence à frémir, **sortez les bols** du bain-marie.

✔ **Ajoutez lentement l'eau frémissante** dans l'autre bol sans cesser d'agiter vigoureusement pendant environ 3 minutes.

✔ Toujours en remuant, **mettez le bol dans un fond d'eau froide** jusqu'au refroidissement complet.

✔ **Ajoutez** l'Argile Violette, la fragrance Fée Muguet et le conservateur Cosgard en mélangeant bien entre chaque ajout.

✔ **Transvasez la préparation** dans le flacon à l'aide de la pipette.

Déodorant « Aloe Vera & Géranium »

Ce déodorant au délicat parfum de Muguet et de Géranium est enrichi en gel d'Aloe Vera réparateur et apaisant. Grâce aux propriétés antibactériennes et parfumantes du Géranium, vous vous sentirez fraîche toute la journée.

Réalisation : 25 minutes | Coût : € | Niveau : intermédiaire | Conservation : 3 mois | Tous types de peaux

Contenant

Un roll-on 50 ml

Ingrédients

- **Cire émulsifiante n° 3 : 1 pelle de 2 ml (ou 1 cuillère à café)**
- **Huile végétale de Camélia BIO : 3 ml**
- **Eau minérale : 30 ml**
- **Gel d'Aloe Vera BIO : 15 ml**
- **Huile essentielle de Géranium Égypte : 19 gouttes**
- **Fragrance cosmétique naturelle La Fée Muguet : 38 gouttes**
- **Conservateur Cosgard : 10 gouttes**

Matériel

- **Deux bols**
- **Un mini-fouet**
- **Une pipette graduée de 10 ml**
- **Une pelle de dosage de 2 ml (ou une cuillère à café)**

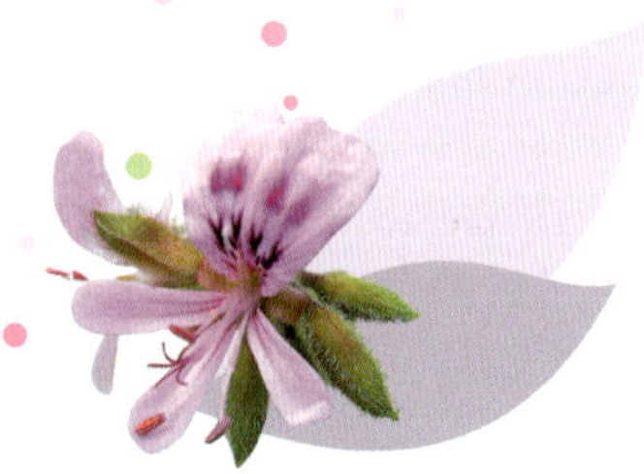

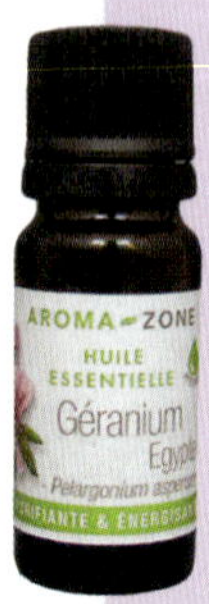

Zoom

L'huile essentielle de Géranium Égypte possède des propriétés antibactériennes et antifongiques particulièrement efficaces dans un déodorant. Sa senteur ronde et fleurie parfume agréablement et durablement la peau.

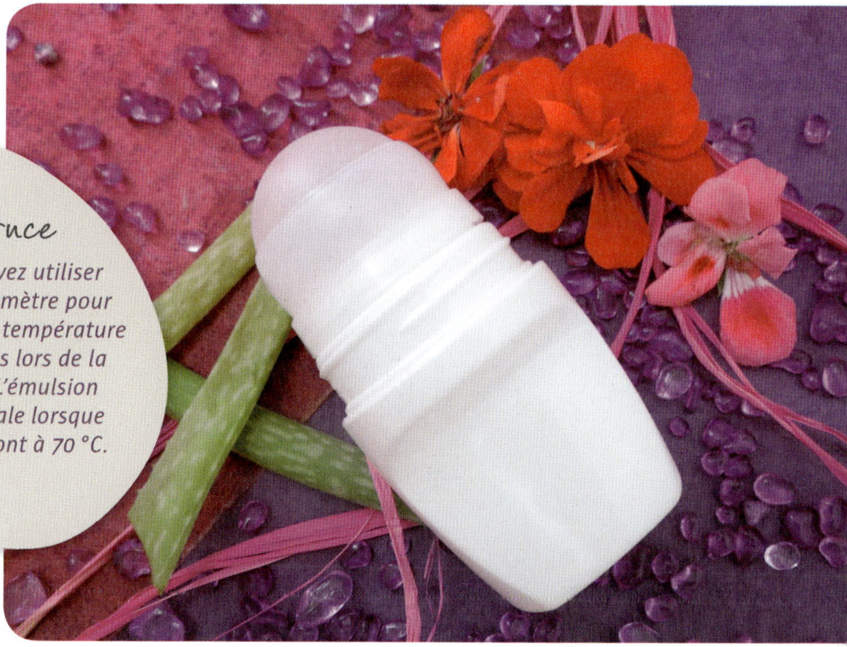

Astuce

Vous pouvez utiliser un thermomètre pour contrôler la température de vos bols lors de la chauffe. L'émulsion est optimale lorsque les deux sont à 70 °C.

MISE EN ŒUVRE

- ✔ **Mettez dans un bol** la Cire émulsifiante n° 3, puis l'huile végétale de Camélia en la dosant à l'aide de la pipette.
- ✔ **Dans un autre bol,** transférez l'eau minérale et le gel d'Aloe Vera avec la pipette.
- ✔ **Faites chauffer les deux bols** séparément au bain-marie.
- ✔ Lorsque la Cire émulsifiante est totalement fondue et que l'eau minérale commence à frémir, **sortez les bols** du bain-marie.
- ✔ **Ajoutez lentement l'eau frémissante** dans l'autre bol sans cesser d'agiter vigoureusement pendant environ 3 minutes.
- ✔ Toujours en remuant, **mettez le bol dans un fond d'eau froide** jusqu'au refroidissement complet.
- ✔ **Ajoutez** l'huile essentielle de Géranium, la fragrance Fée Muguet et le conservateur Cosgard en mélangeant bien entre chaque ajout.
- ✔ **Transvasez la préparation** dans le roll-on.

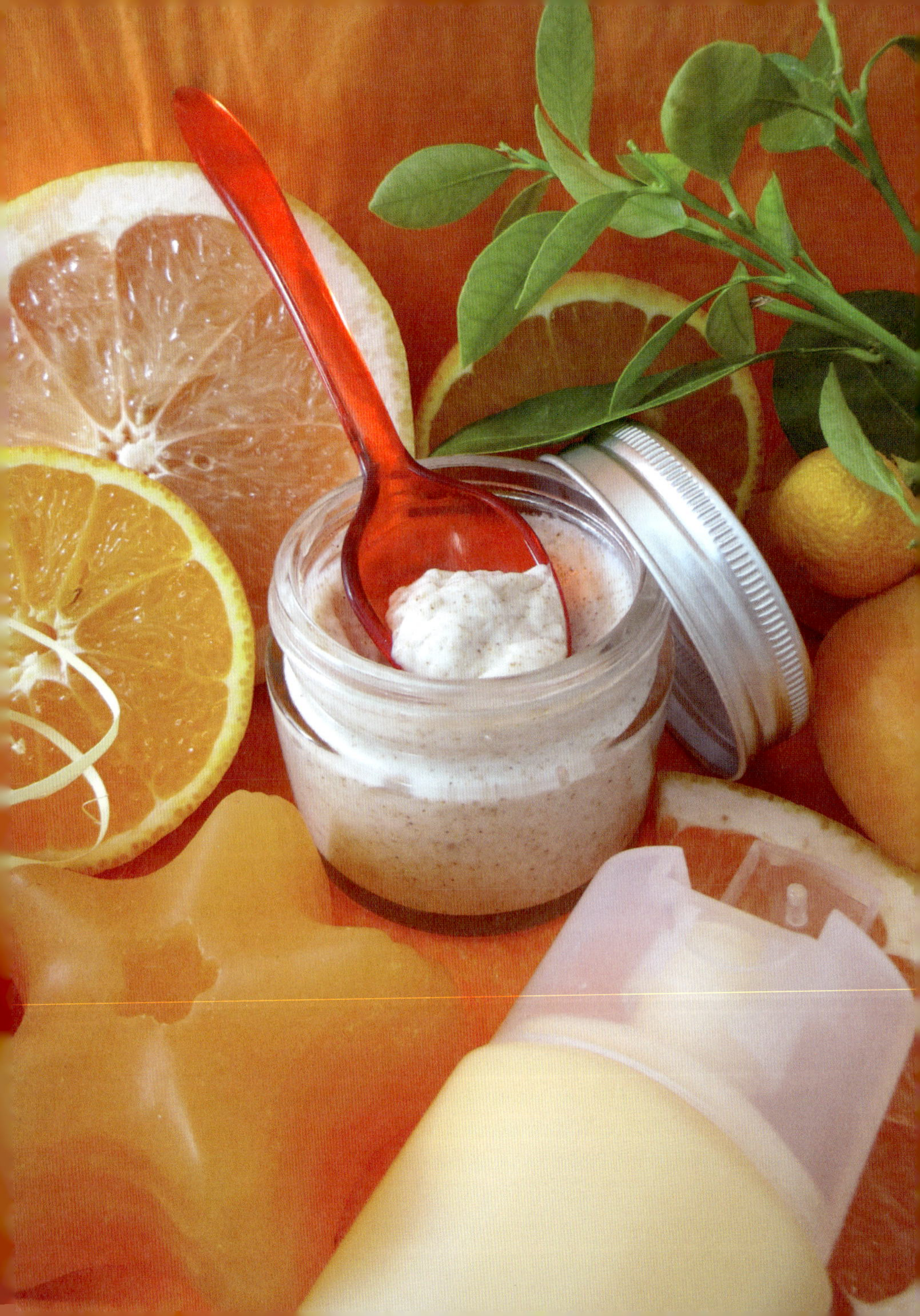

Vergers de Provence

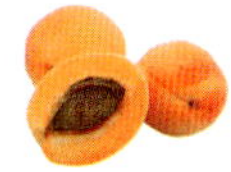

L'Abricot, l'Olive et la Tomate sont associés à la pétillante Litsée citronnée dans cette gamme de soins visage et corps vitaminés pour une peau lumineuse et revitalisée.

Les recettes

Lotion tonique défatigante Abricot & Litsée
Soin visage « éclat vitaminé »
Gommage Méditerranéen pour le visage
Masque purifiant et illuminateur
Soin minceur raffermissant à la Caféine naturelle
Boule de douche réveil fruité Abricot & Clémentine
Savon exfoliant ensoleillé Olive & Pamplemousse
Savon bonne mine Abricot & Tomate
Roll-on relaxant aux agrumes de la Méditerranée

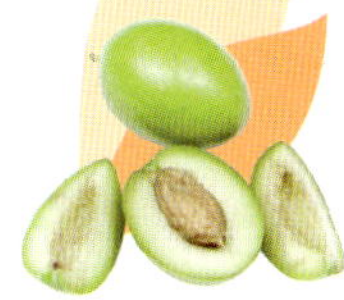

Les ingrédients

- **Huile végétale de Tomate**
- **Huile végétale d'Abricot BIO**
- **Hydrolat de Litsée citronnée BIO**
- **Base lavante neutre BIO**
- **Base Melt & Pour transparente**
- **Actif Caféine naturelle**
- **Huile essentielle de Clémentine BIO**
- **Huile essentielle de Pamplemousse sans furocoumarines BIO**
- **Poudre de noyaux d'Olive**
- **Extrait aromatique d'Abricot**
- **Émulsifiant Olivem 1000**
- **Conservateur Leucidal**

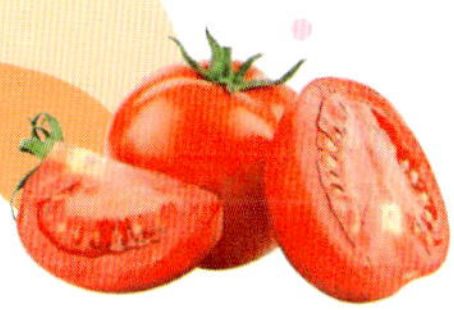

Lotion tonique défatigante Abricot & Litsée

Un parfum d'Abricot pétillant et ensoleillé et un cocktail d'actifs vitaminés pour cette lotion rafraîchissante qui tonifie, raffermit et redonne éclat et lumière à la peau.

RÉALISATION 10 MINUTES | COÛT € | NIVEAU FACILE | CONSERVATION 3 MOIS | TOUS TYPES DE PEAUX

Contenant

Un flacon 50 ml avec capsule service

Ingrédients

- **Eau minérale : 40 ml**
- **Actif Caféine : 2 cuillères de 0,5 ml**
- **Hydrolat de Litsée citronnée BIO : 10 ml**
- **Extrait aromatique d'Abricot : 5 gouttes**
- **Conservateur Leucidal : 50 gouttes**

Matériel

- **Un bol**
- **Un mini-fouet**
- **Une pipette graduée de 10 ml**
- **Une cuillère de 0,5 ml**

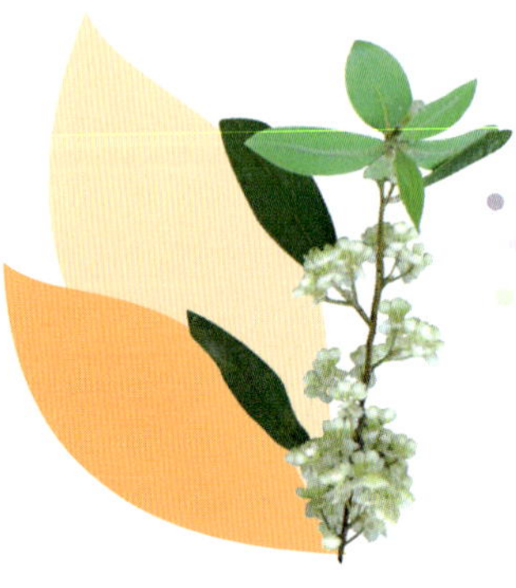

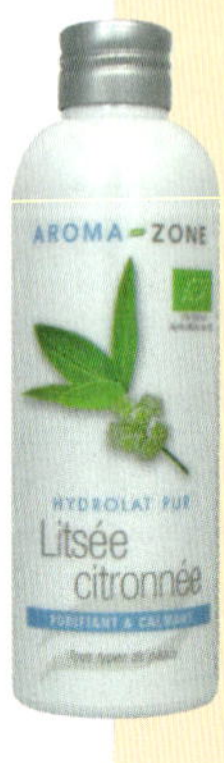

Zoom

Connue également sous le nom de Verveine Yunnan, la Litsée citronnée est un arbuste toujours vert qui est cultivé en Chine, en Inde et au Sri Lanka. Son odeur citronnée et exotique sublime est idéale pour apaiser et relaxer l'esprit. Elle parfume également vos plats cuisinés à base de poissons et crustacés.

MISE EN ŒUVRE

- **Mettez dans un bol** la Caféine, puis l'eau minérale en la dosant à l'aide de la pipette.
- **Faites chauffer le bol au bain-marie** jusqu'à la solubilisation totale de la Caféine, puis retirez du feu.
- **Ajoutez** l'hydrolat de Litsée citronnée en le dosant à la pipette, puis l'extrait aromatique d'Abricot et le conservateur Leucidal. Mélangez entre chaque ajout.
- **Transvasez la préparation** dans le flacon en vous aidant éventuellement de la pipette.

Astuce

Agitez bien avant emploi, puis appliquez sur le visage à l'aide d'un coton avant la pose de votre crème de jour.

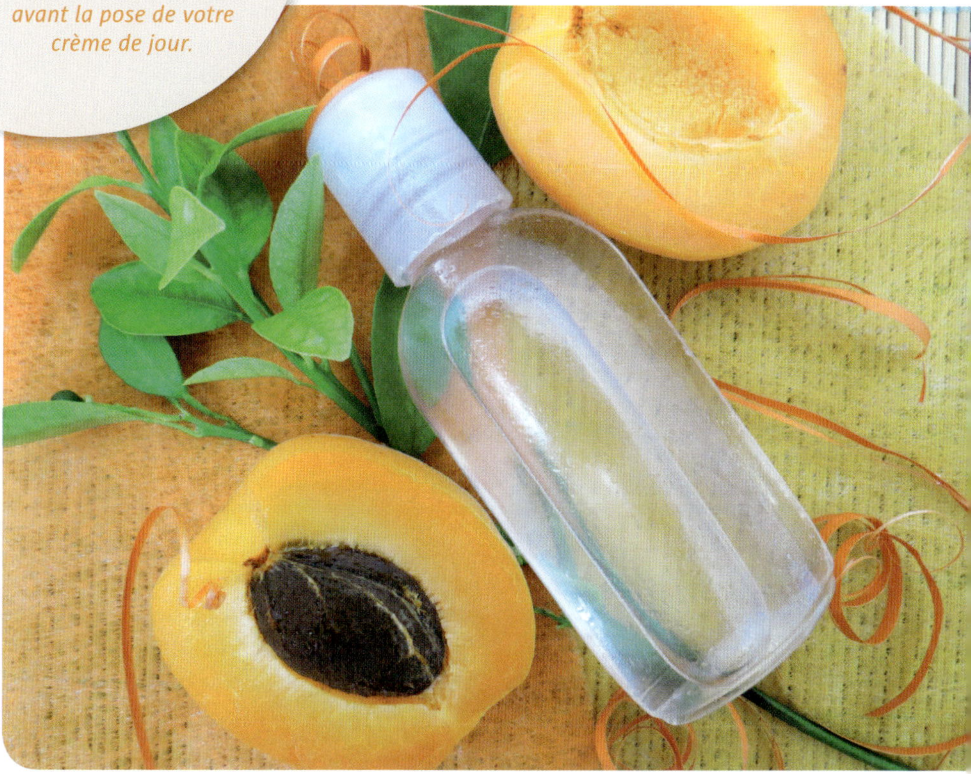

Soin visage « éclat vitaminé »

Ce soin quotidien vitaminé et fruité aux huiles régénérantes et illuminatrices de Tomate, Clémentine et Abricot efface les marques de fatigue et apporte de l'éclat au teint. Effet bonne mine garanti !

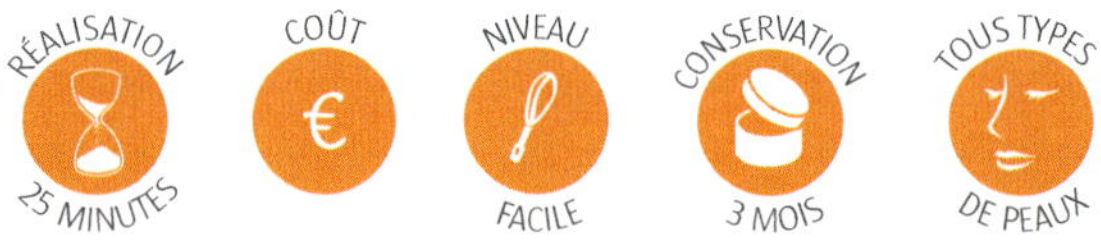

Contenant

Un tube Tottle 50 ml

Ingrédients

- **Émulsifiant Olivem 1000 : 2,5 pelles de 2 ml (ou 2 cuillères à café et demie)**
- **Huile végétale de Tomate : 5 ml**
- **Huile végétale d'Abricot BIO : 2,5 ml**
- **Actif Caféine : 1 cuillère de 0,5 ml**
- **Eau minérale : 40 ml**
- **Huile essentielle de Clémentine BIO : 5 gouttes**
- **Extrait aromatique d'Abricot : 20 gouttes**
- **Conservateur Leucidal : 50 gouttes**

Matériel

- **Deux bols**
- **Un mini-fouet**
- **Une pipette graduée de 10 ml**
- **Une cuillère de 0,5 ml**
- **Une pelle de dosage de 2 ml (ou une cuillère à café)**

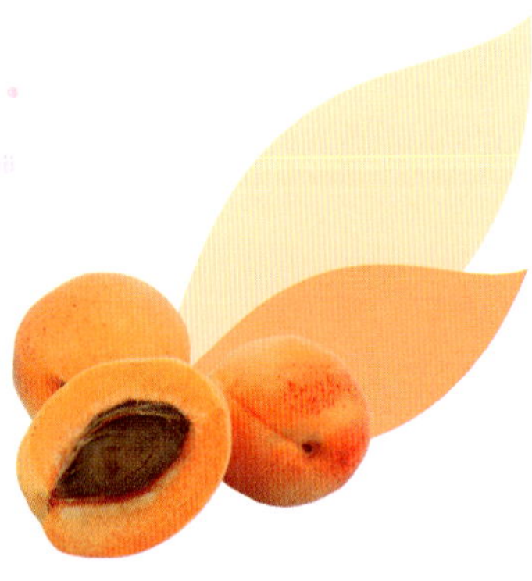

Zoom

L'huile de noyaux d'Abricot est connue pour son effet anti-âge et rajeunissant sur tous les types de peau. Elle donne bonne mine et prépare la peau au soleil.

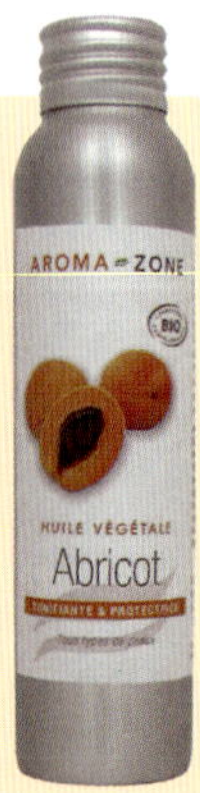

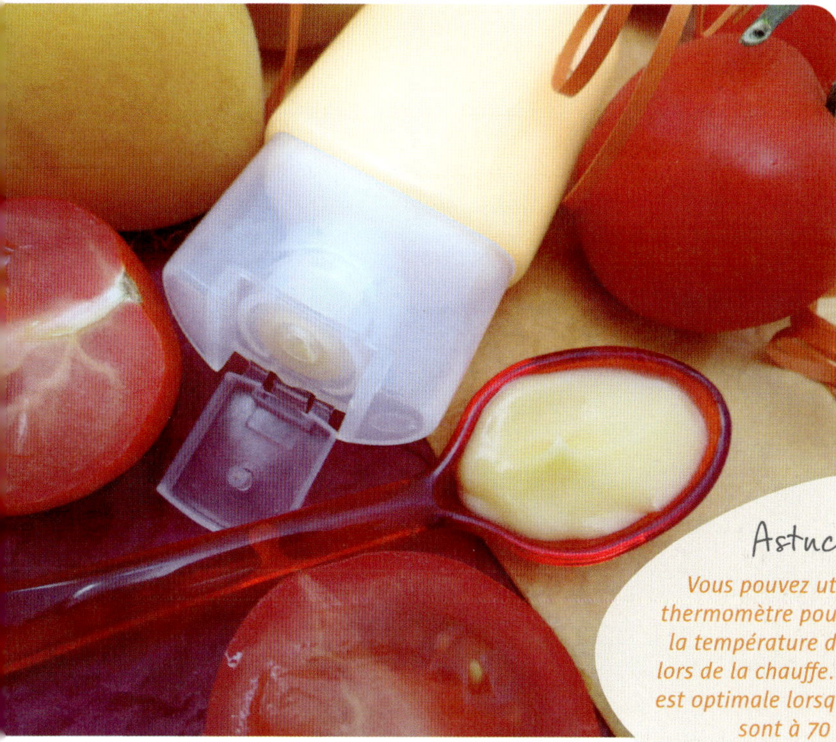

Astuce

Vous pouvez utiliser un thermomètre pour contrôler la température de vos bols lors de la chauffe. L'émulsion est optimale lorsque les deux sont à 70 °C.

MISE EN ŒUVRE

- **Mettez dans un bol** l'émulsifiant Olivem 1000, puis l'huile d'Abricot et l'huile de Tomate en les dosant avec la pipette.
- **Transférez** la Caféine dans un autre bol, ainsi que l'eau minérale à l'aide de la pipette.
- **Faites chauffer les deux bols** séparément au bain-marie.
- Lorsque l'émulsifiant Olivem 1000 est totalement fondu et que la Caféine est totalement solubilisée dans l'eau minérale, **sortez les bols du bain-marie**.
- **Ajoutez lentement l'eau frémissante** dans l'autre bol sans cesser d'agiter vigoureusement pendant environ 3 minutes.
- Toujours en remuant, **mettez le bol dans un fond d'eau froide** jusqu'au refroidissement complet.
- **Ajoutez** l'huile essentielle de Clémentine, l'extrait aromatique d'Abricot et le conservateur Leucidal en mélangeant bien entre chaque ajout.
- **Transvasez la préparation** dans le flacon à l'aide de la pipette.

Gommage Méditerranéen pour le visage

Offrez à votre peau un coup d'éclat avec ce gommage aux agrumes et aux noyaux d'Olive broyés. Il permet d'éliminer en douceur les cellules mortes et rend votre teint plus lumineux. Sa senteur fruitée acidulée dynamisera votre peau et votre esprit !

Réalisation : 25 minutes | Coût : € | Niveau : facile | Conservation : 3 mois | Tous types de peaux

Contenant

Un pot 65 ml

Ingrédients

- **Émulsifiant Olivem 1000 : 5 pelles de 2 ml (ou 5 cuillères à café)**
- **Huile végétale d'Abricot BIO : 10 ml**
- **Hydrolat de Litsée citronnée BIO : 45 ml**
- **Noyaux d'Olive en poudre : 1 pelle de 2 ml (ou 1 cuillère à café)**
- **Huile essentielle de Clémentine BIO : 10 gouttes**
- **Huile essentielle de Pamplemousse BIO sans furocoumarines : 25 gouttes**
- **Conservateur Leucidal : 60 gouttes**

Matériel

- **Deux bols**
- **Un mini-fouet**
- **Une pipette graduée de 10 ml**
- **Une pelle de dosage de 2 ml (ou une cuillère à café)**

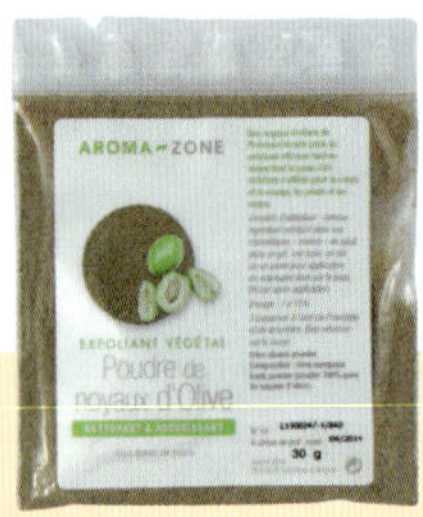

Zoom

Des noyaux d'olive de Provence broyés finement pour un exfoliant efficace qui respecte la peau. Cet exfoliant s'utilise en gommage pour le visage, les mains, les pieds ou le corps.

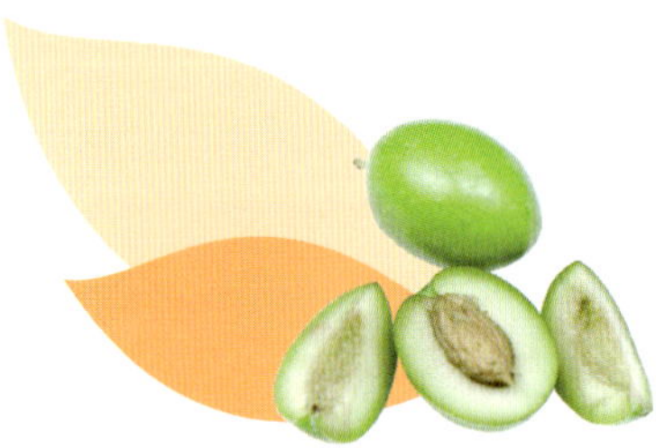

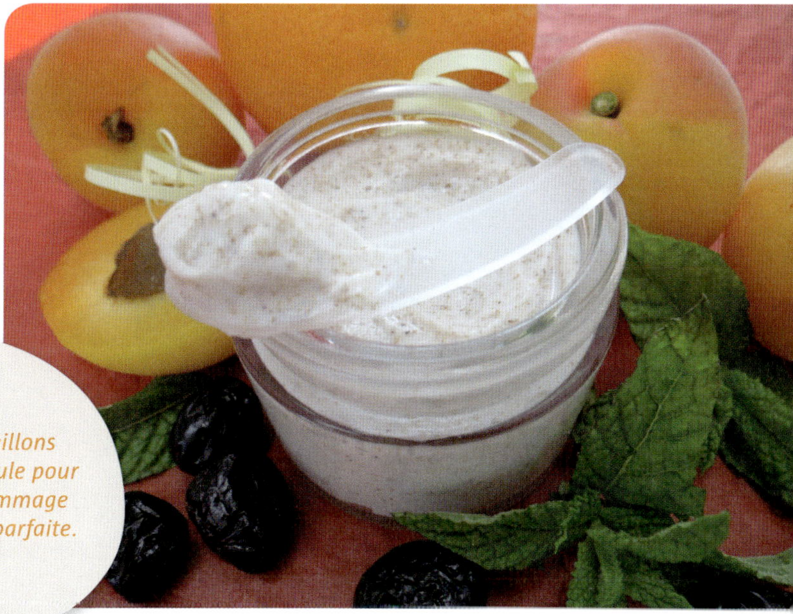

Astuce

Nous vous conseillons d'utiliser une spatule pour prélever votre gommage avec une hygiène parfaite.

MISE EN ŒUVRE

- **Mettez dans un bol** l'émulsifiant Olivem 1000, puis l'huile d'Abricot en la dosant à l'aide de la pipette.
- **Dans un autre bol,** transférez l'hydrolat de Litsée citronnée avec la pipette.
- **Faites chauffer les deux bols** séparément au bain-marie.
- Lorsque l'émulsifiant Olivem 1000 est totalement fondu et que l'hydrolat de Litsée commence à frémir, **sortez les bols** du bain-marie.
- **Ajoutez** lentement l'hydrolat frémissant dans le bol de l'émulsifiant sans cesser d'agiter vigoureusement pendant environ 3 minutes.
- Toujours en remuant, **mettez le bol dans un fond d'eau froide** jusqu'au refroidissement complet.
- **Ajoutez** la poudre de noyaux d'Olive, l'huile essentielle de Clémentine, l'huile essentielle de Pamplemousse et le conservateur Leucidal en mélangeant bien entre chaque ajout.
- **Transvasez la préparation** dans le pot.

Masque purifiant et illuminateur

Ce masque onctueux purifie la peau et illumine le teint. Appliquez sur l'ensemble du visage en couche épaisse, laissez poser 5 à 10 minutes, puis rincez à l'eau claire. Nous vous conseillons d'utiliser une spatule pour prélever votre masque dans des conditions d'hygiène parfaite.

Réalisation 25 minutes | Coût € | Niveau intermédiaire | Conservation 3 mois | Tous types de peaux

Contenant

Un pot 50 ml

Ingrédients

- **Actif Caféine : ½ pelle de 2 ml (ou ½ cuillère à café)**
- **Émulsifiant Olivem 1000 : 4 pelles de 2 ml (ou 4 cuillères à café)**
- **Hydrolat de Litsée citronnée BIO : 45 ml**
- **Huile essentielle de Pamplemousse BIO sans furocoumarines : 10 gouttes**
- **Extrait aromatique d'Abricot : 10 gouttes**
- **Conservateur Leucidal : 50 gouttes**

Matériel

- **Un bol**
- **Un mini-fouet**
- **Une pipette graduée de 10 ml**
- **Une pelle de dosage de 2 ml (ou une cuillère à café)**

Astuce

Pour un moment de relaxation et de bien-être, allongez-vous et appliquez sur vos yeux un coton imbibé d'eau chaude pendant la pose du masque.

Zoom

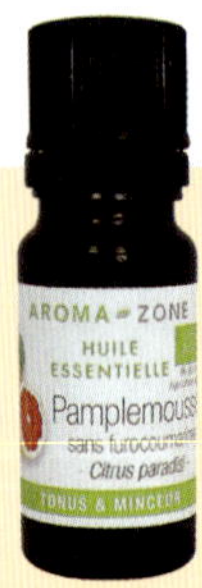

L'huile essentielle de Pamplemousse raffermit les tissus cutanés, assainit les peaux grasses ou mixtes et tonifie également le cuir chevelu. Grâce à son absence de coumarines, cette huile essentielle n'est pas photosensibilisante.

MISE EN ŒUVRE

- **Mettez dans un bol** la Caféine et l'émulsifiant Olivem 1000, puis l'hydrolat de Litsée citronnée en le dosant à l'aide de la pipette.
- **Faites chauffer le bol** au bain-marie.
- Lorsque l'émulsifiant Olivem 1000 est totalement fondu et que la Caféine est totalement solubilisée, **sortez le bol** du bain-marie.
- **Agitez vigoureusement** pendant environ 3 minutes.
- Toujours en remuant, **mettez le bol dans un fond d'eau froide** jusqu'au refroidissement complet.
- **Ajoutez** l'huile essentielle de Pamplemousse, l'extrait aromatique d'Abricot et le conservateur Leucidal en mélangeant bien entre chaque ajout.
- **Transvasez la préparation** dans le pot.

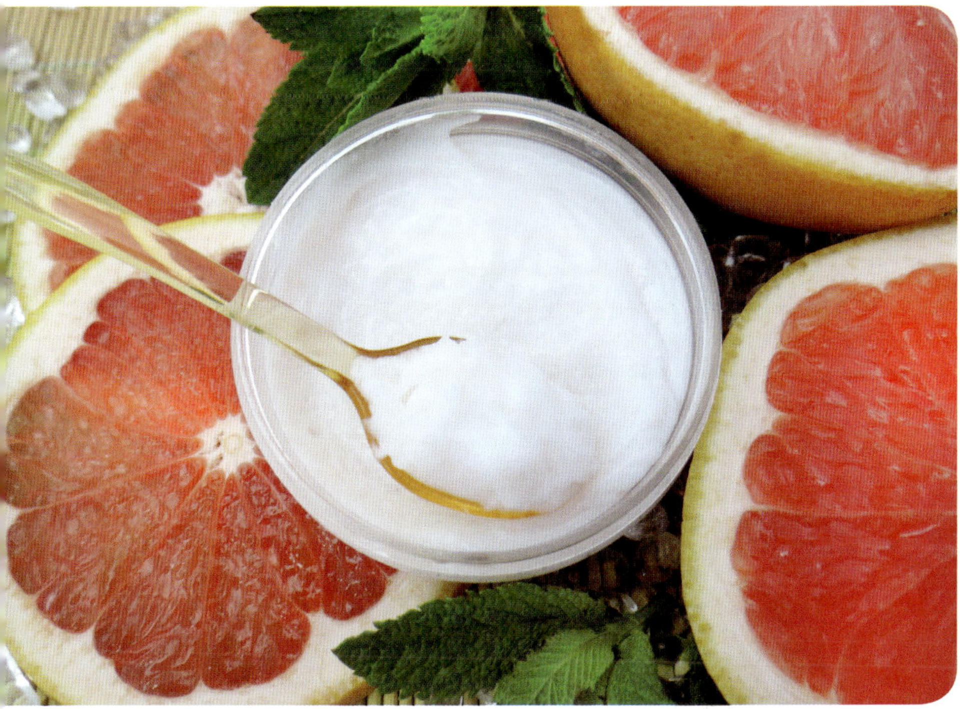

Soin minceur raffermissant à la Caféine naturelle

Cette crème fondra sur votre peau pour libérer son cocktail d'actifs réputés pour effacer la peau d'orange et remodeler la silhouette. Appliquez 1 à 2 fois par jour sur les zones concernées en massant énergiquement.

Réalisation : 25 minutes | Coût : €€ | Niveau : facile | Conservation : 3 mois | Tous types de peaux

Contenant

Un flacon 100 ml avec pompe crème

Ingrédients

- **Émulsifiant Olivem 1000 : 4 pelles de 2 ml (ou 4 cuillères à café)**
- **Huile végétale d'Abricot BIO : 10 ml**
- **Huile végétale de Tomate : 3 ml**
- **Actif Caféine : 2 pelles de 2 ml (ou 2 cuillères à café)**
- **Eau minérale : 75 ml**
- **Extrait aromatique d'Abricot : 35 gouttes**
- **Huile essentielle de Pamplemousse BIO sans furocoumarines : 5 ml**
- **Conservateur Leucidal : 3 ml**

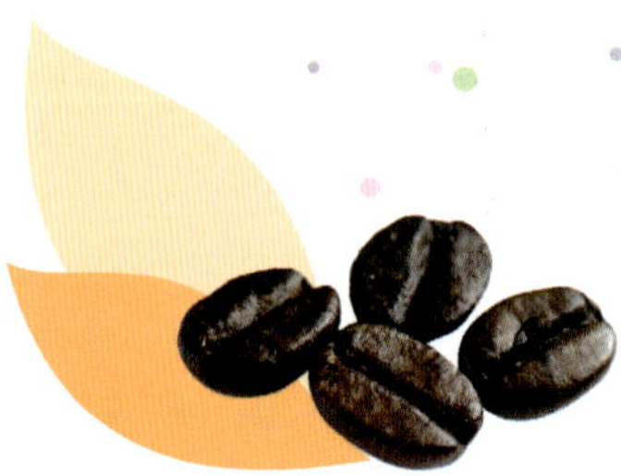

Matériel

- **Deux bols**
- **Un mini-fouet**
- **Une pipette graduée de 10 ml**
- **Une pelle de dosage de 2 ml (ou une cuillère à café)**

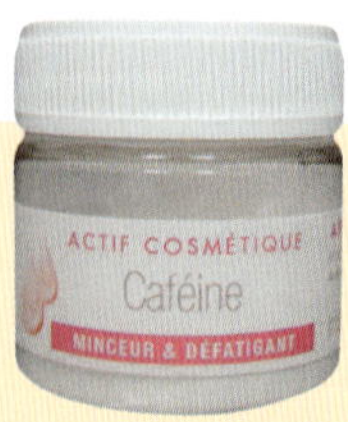

Zoom

Connue pour ses propriétés stimulantes et énergisantes, la Caféine est un actif minceur et anti-cellulite incontournable grâce à ses propriétés lipolytiques. Elle s'utilise aussi dans les soins anti-poches et défatigants pour le contour des yeux ou affinants pour l'ovale du visage.

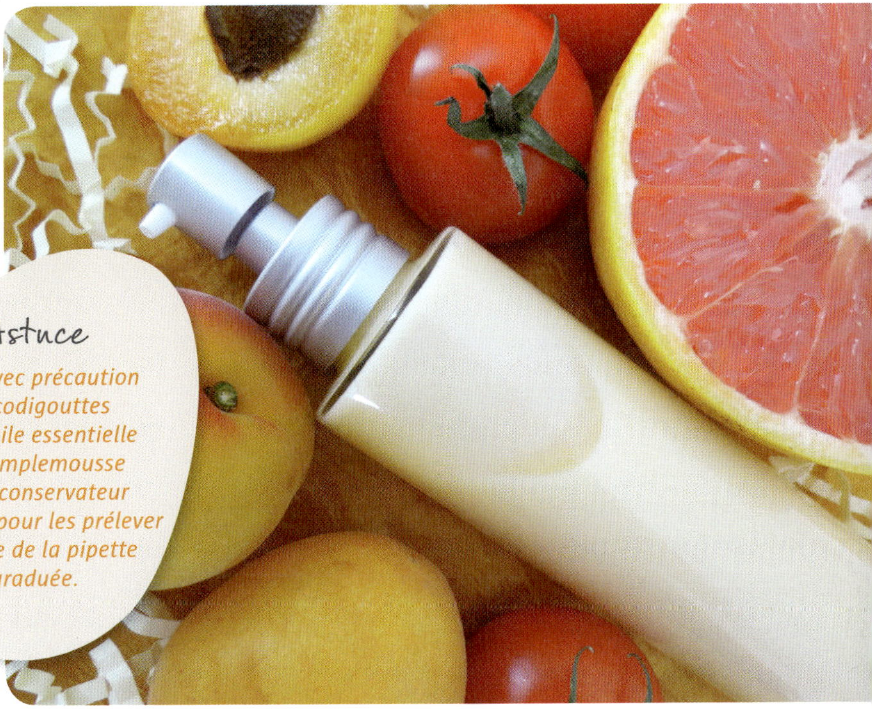

Astuce

Ôtez avec précaution les codigouttes de l'huile essentielle de Pamplemousse et du conservateur Leucidal pour les prélever à l'aide de la pipette graduée.

MISE EN ŒUVRE

- **Mettez dans un bol** l'émulsifiant Olivem 1000, puis l'huile d'Abricot et l'huile de Tomate en les dosant à la pipette.
- **Dans un autre bol,** transférez la Caféine, puis l'eau minérale à l'aide de la pipette.
- **Faites chauffer les deux bols** séparément au bain-marie.
- Lorsque l'émulsifiant Olivem 1000 est totalement fondu et que la Caféine est totalement solubilisée dans l'eau minérale, **sortez les bols** du bain-marie.
- **Ajoutez lentement l'eau frémissante** dans l'autre bol sans cesser d'agiter vigoureusement pendant environ 3 minutes.
- Toujours en remuant, **mettez le bol dans un fond d'eau froide** jusqu'au refroidissement complet.
- **Ajoutez** l'extrait aromatique d'Abricot, puis l'huile essentielle de Pamplemousse et le conservateur Leucidal à l'aide de la pipette graduée. Mélangez bien entre chaque ajout.
- **Transvasez la préparation** dans le flacon à l'aide de la pipette.

Boule de douche réveil fruité Abricot & Clémentine

Ce gel douche formulé avec des tensioactifs très doux dépose un délicieux parfum pétillant et fruité de Clémentine et d'Abricot sur la peau. Il est idéal pour nettoyer votre peau en douceur tout en passant un réel moment de plaisir et de détente !

Réalisation : 5 minutes — Coût : € — Niveau : facile — Conservation : 3 mois — Tous types de peaux

Contenant

Un flacon boule 150 ml avec pompe savon

Ingrédients

- **Base lavante neutre BIO : 125 ml**
- **Huile essentielle de Clémentine BIO : 25 gouttes**
- **Extrait aromatique d'Abricot : 50 gouttes**

Matériel

- **Un bol**
- **Un mini-fouet**
- **Un bécher gradué de 100 ml**

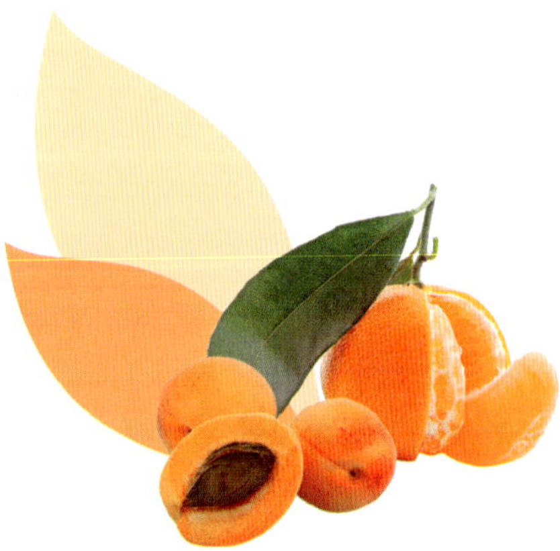

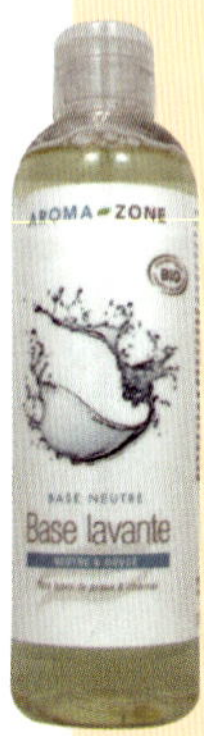

Zoom

Très douce, enrichie en hydrolats et en glycérine, sans aucun tensioactif ni additif agressif, la base lavante 100 % d'origine végétale peut s'utiliser pour le corps, le visage et les cheveux, pure ou agrémentée d'actifs ou d'huiles essentielles.

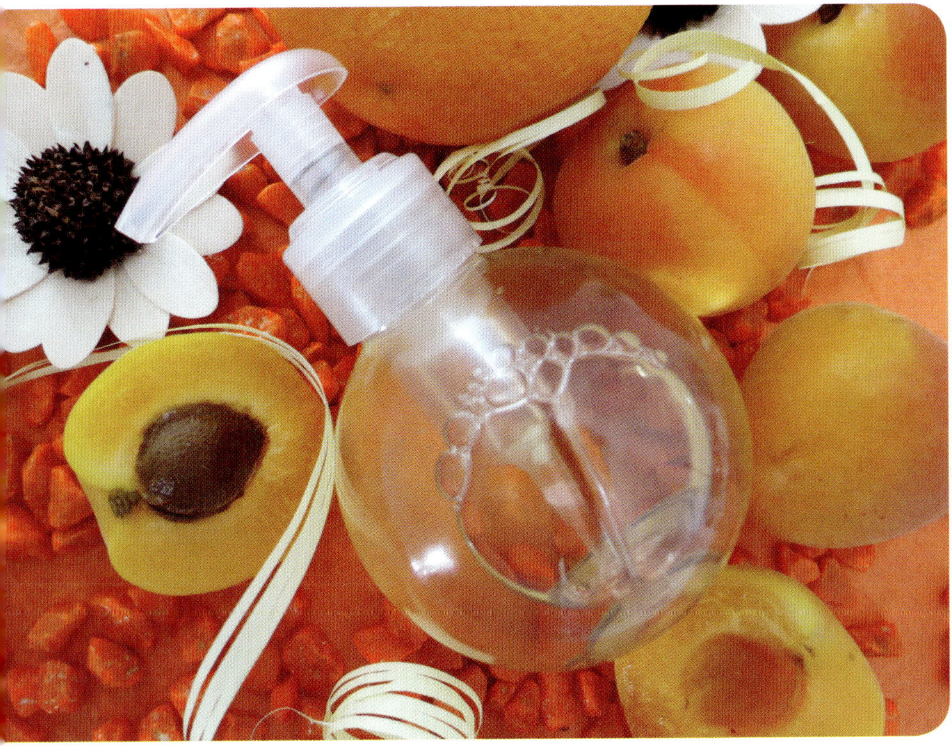

MISE EN ŒUVRE

- **Dosez la Base lavante neutre** avec le bécher et mettez-la dans un bol.
- **Ajoutez** l'huile essentielle de Clémentine et l'extrait aromatique d'Abricot en mélangeant bien entre chaque ajout.
- **Transvasez la préparation** dans le flacon à la pipette, si besoin.

Astuce

Encore plus simple : ajoutez directement tous les ingrédients dans le flacon boule, puis agitez : c'est prêt !

Savon exfoliant ensoleillé Olive & Pamplemousse

Ce savon exfoliant pour le corps aux extraits d'Olive et de Pamplemousse est idéal pour nettoyer et gommer la peau en profondeur. Sa senteur fruitée apportera du soleil dans votre salle de bains !

RÉALISATION 20 MINUTES | COÛT € | NIVEAU FACILE | CONSERVATION 6 MOIS | TOUS TYPES DE PEAUX

Contenant

Moule à savon de 100 g

Ingrédients

- **Base de savon Melt & Pour transparente : ¼ de pain de savon**
- **Huile essentielle de Pamplemousse BIO sans furocoumarines : 3 ml**
- **Noyaux d'Olive en poudre : 3 pelles de 2 ml (ou 3 cuillères à café)**

Matériel

- **Un bol**
- **Un mini-fouet**
- **Une pipette graduée de 10 ml**
- **Une pelle de dosage de 2 ml (ou une cuillère à café)**

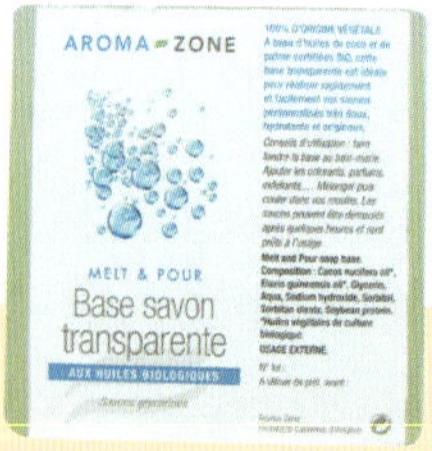

Zoom

Cette base de savon transparente Melt and Pour d'origine naturelle, très douce et d'une belle transparence est formulée uniquement à partir d'huiles végétales biologiques. Elle vous permettra de préparer de jolis savons translucides.

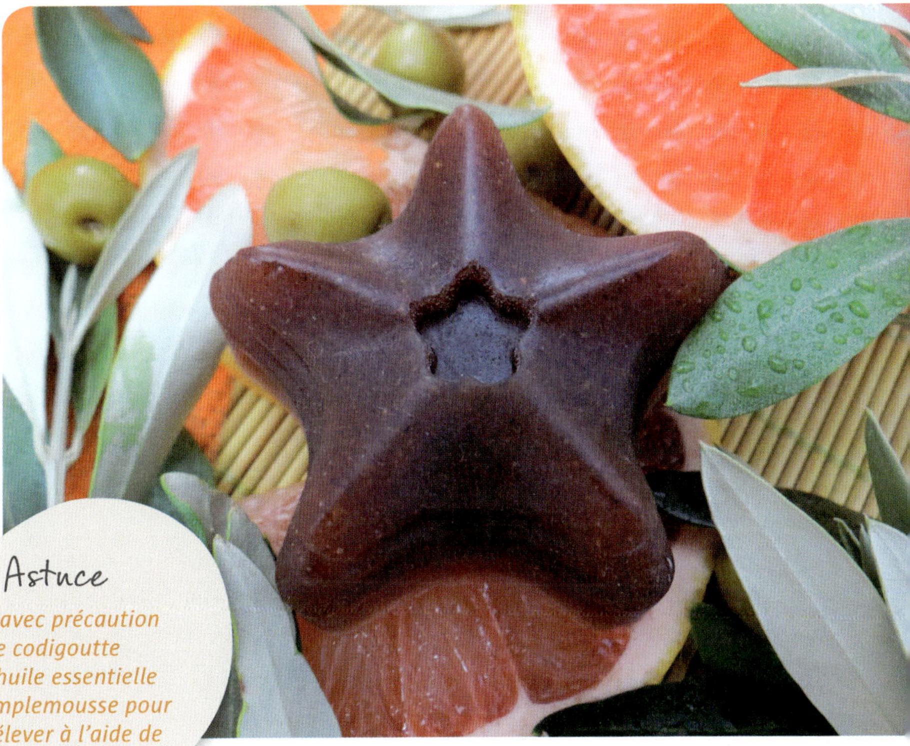

Astuce

Ôtez avec précaution le codigoutte de l'huile essentielle de Pamplemousse pour la prélever à l'aide de la pipette graduée.

MISE EN ŒUVRE

- **Découpez votre Base de savon** Melt & Pour transparente en 4 parts égales à l'aide d'un couteau.
- **Dans un bol,** faites fondre au bain-marie à feu doux l'une des 4 parts de Base de savon, puis retirez du feu.
- **Ajoutez** l'huile essentielle de Pamplemousse en la dosant à l'aide de la pipette, puis la poudre de noyaux d'Olive en mélangeant bien entre chaque ajout.
- **Coulez le savon** dans le moule. La texture de votre préparation ne doit pas être trop liquide au moment du coulage afin que la poudre de noyaux d'Olive reste en suspension.
- **Laissez figer** le savon avant de le démouler, puis **laissez-le sécher** environ 24 heures avant utilisation.

Savon bonne mine Abricot & Tomate

Ce savon vitaminé bonne mine à l'huile de Tomate évoque l'été et le soleil. Il sera idéal pour raviver les teints ternes et brouillés.

Réalisation : 25 minutes | Coût : € | Niveau : facile | Conservation : 6 mois | Tous types de peaux

Contenant

Moule à savon de 100 g

Ingrédients

- **Base de savon Melt & Pour transparente : ¼ de pain de savon**
- **Huile végétale de Tomate : 2 ml**
- **Extrait aromatique d'Abricot : 5 ml**

Matériel

- **Un bol**
- **Un mini-fouet**
- **Une pipette graduée de 10 ml**

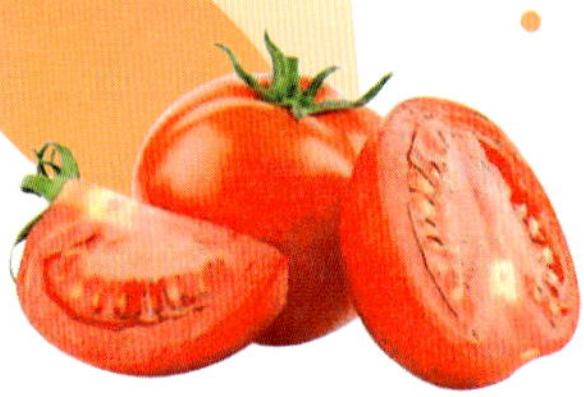

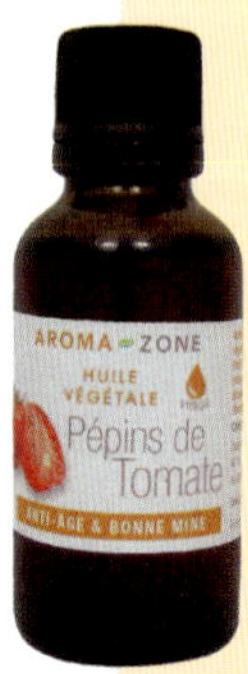

Zoom

Bien connue de tous, la Tomate se caractérise par sa couleur rouge vif qu'elle doit à sa richesse en caroténoïdes et notamment en lycopènes, puissants antioxydants. On extrait des graines de ce fruit une huile à la magnifique couleur rouge orangé et aux propriétés anti-âge, bonne mine et protectrice contre les UV.

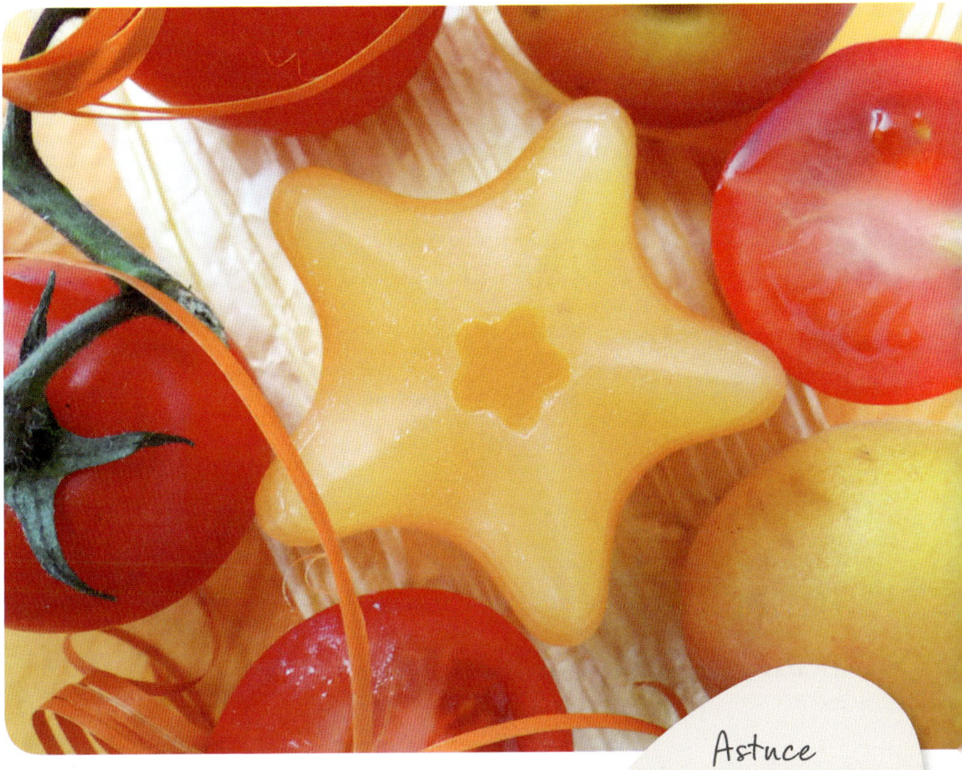

Astuce

Faites durcir votre savon au congélateur pour le démouler plus rapidement.

MISE EN ŒUVRE

- **Découpez** la Base de savon Melt & Pour transparente en 4 parts égales à l'aide d'un couteau.
- **Dans un bol,** faites fondre au bain-marie à feu doux l'une des 4 parts de Base de savon, puis retirez du feu.
- **Ajoutez** l'huile végétale de Tomate et l'extrait aromatique d'Abricot en mélangeant bien entre chaque ajout.
- **Coulez le savon** dans le moule. Si votre préparation devient trop épaisse, faites-la très légèrement réchauffer avant coulage.
- **Laissez figer** le savon avant de le démouler, puis **laissez-le sécher** environ 24 heures avant utilisation.

Roll-on relaxant aux agrumes de la Méditerranée

Ce roll-on à l'odeur acidulée et fruitée est idéal pour apaiser les tensions, se relaxer et favoriser le sommeil. Appliquez-le sur l'intérieur des poignets et inspirez profondément, en fin de journée ou, au besoin, avant d'affronter un moment de stress.

RÉALISATION 5 MINUTES | COÛT € | NIVEAU FACILE | CONSERVATION 6 MOIS

Contenant

Un roll-on 5 ml

Ingrédients

- **Huile végétale d'Abricot BIO : 2,5 ml**
- **Huile essentielle de Clémentine BIO : 55 gouttes**
- **Huile essentielle de Pamplemousse BIO sans furocoumarines : 35 gouttes**

Matériel

- **Un bol**
- **Un mini-fouet**
- **Une pipette graduée de 10 ml**

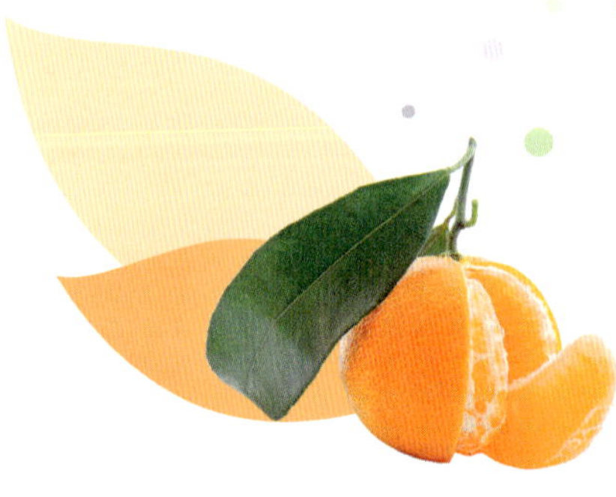

Zoom

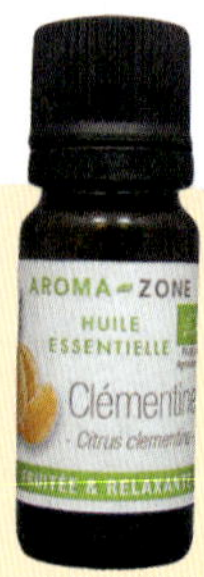

L'huile essentielle de Clémentine BIO est connue pour calmer, diminuer le stress et faciliter le sommeil. Son odeur finement fruitée est fabuleuse pour parfumer l'air, mais aussi vos cosmétiques maison. Cette huile d'agrumes s'utilise d'autant plus facilement qu'elle n'est pas photosensibilisante.

Astuce

Son petit format permet de l'emporter partout.

MISE EN ŒUVRE

- **Mettez l'huile d'Abricot dans un bol** en la dosant à l'aide de la pipette.
- **Ajoutez** les huiles essentielles de Clémentine et de Pamplemousse. Mélangez entre chaque ajout.
- **Transvasez la préparation** dans le roll-on à l'aide de la pipette.

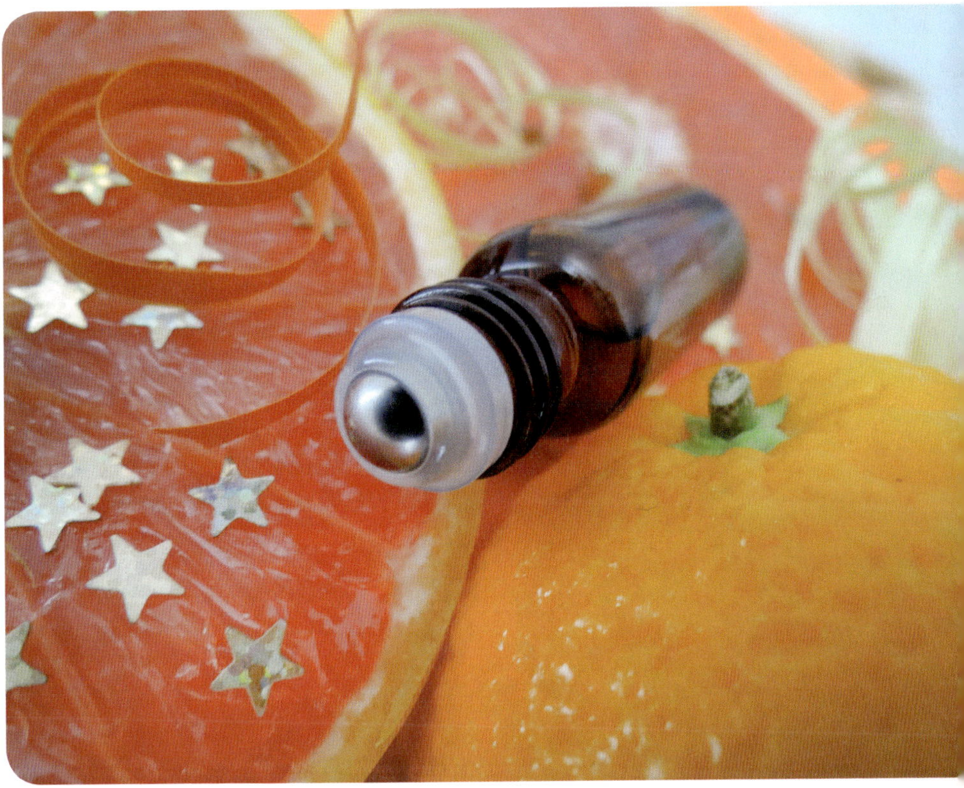

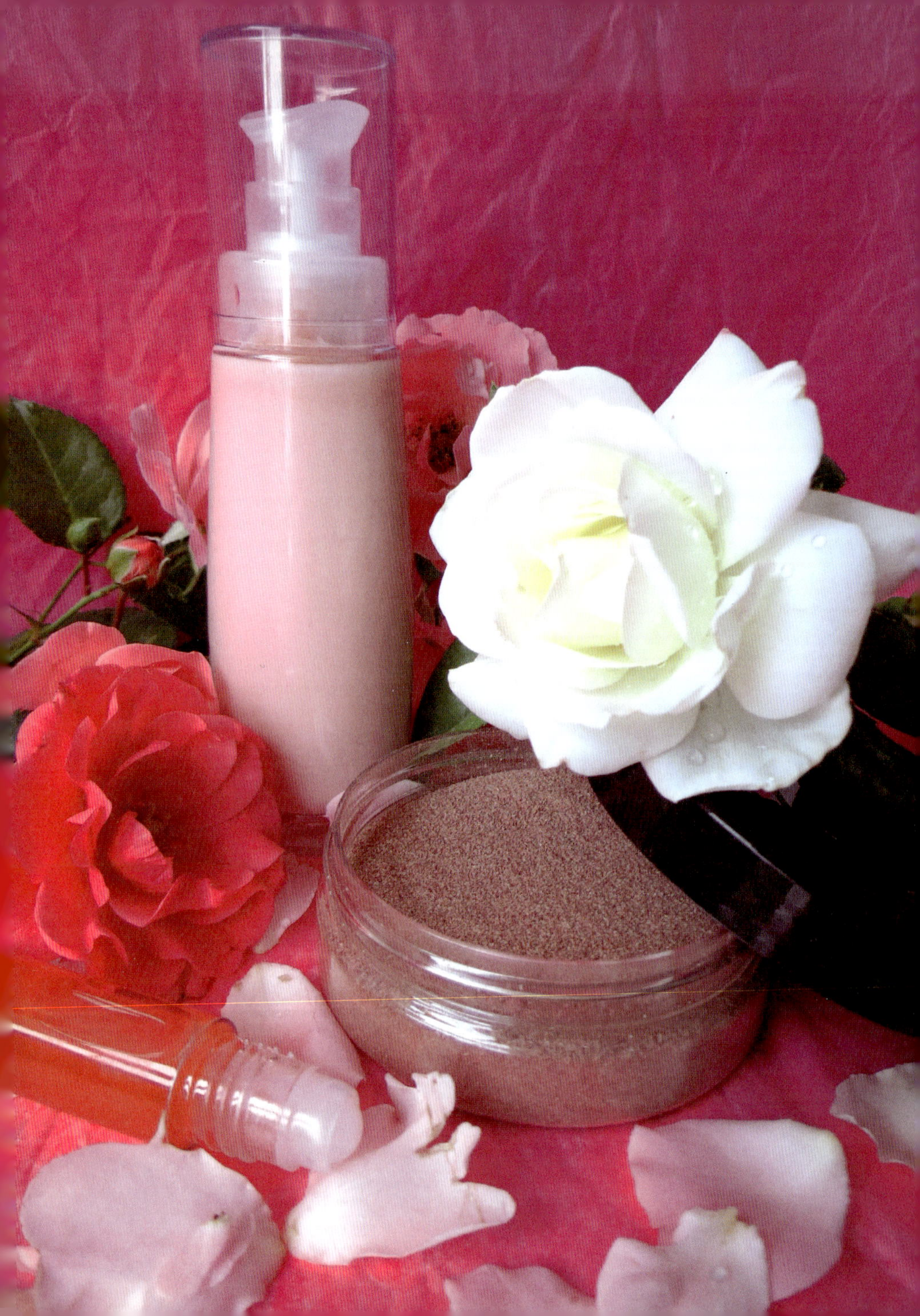

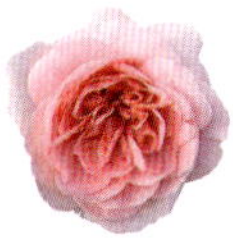

Ode à la Rose

Que serait la cosmétique sans la Rose ? L'huile essentielle de cette fleur enivrante possède de merveilleuses propriétés régénérantes et anti-âge sur la peau. C'est également une fabuleuse huile énergétique, harmonisante du corps et de l'esprit.

Les recettes

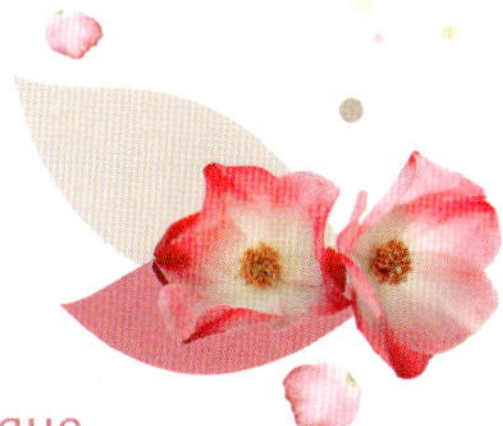

Eau de Rose tonifiante pour le visage
Soin anti-âge « Divine Rose »
Poudre exfoliante pour le visage Coton & Rose
Masque régénérant et apaisant aux 3 Roses
Soin complet contour des yeux à l'acide hyaluronique
Lait pour le corps « Ode à la Rose »
Crème pour les mains « Douceur de Coton »
Savon douceur « Allons voir si la Rose... »

Les ingrédients

- **Huile végétale de Rose musquée BIO**
- **Huile végétale de Coton BIO**
- **Hydrolat de Rose de Damas BIO**
- **Base de savon Melt & Pour au Lait de chèvre**
- **Actif Acide hyaluronique**
- **Huile essentielle de Bois de Rose**
- **Pétales de Rose en poudre**
- **Exfoliant Rose musquée en poudre BIO**
- **Fragrance cosmétique naturelle Pétales de Rose**
- **Ocre Rose**
- **Cire émulsifiante n° 3**
- **Conservateur Cosgard**

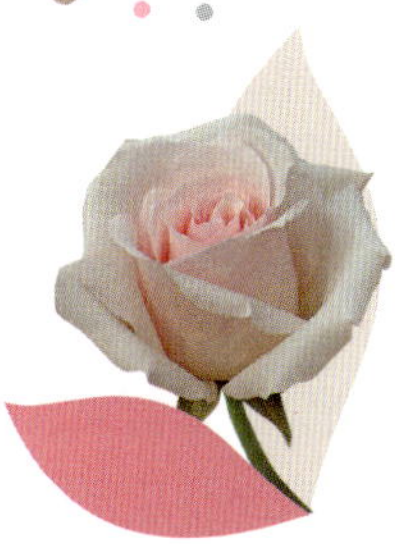

Eau de Rose tonifiante pour le visage

Cette lotion à la Rose de Damas illumine les teints ternes et fatigués. Elle apporte éclat, luminosité, fermeté et douceur à la peau. Vaporisez sur l'ensemble du visage avant application de la crème de jour.

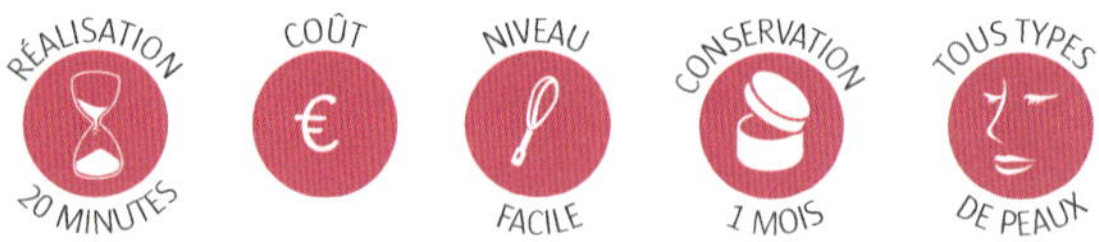
RÉALISATION
20 MINUTES
COÛT
€
NIVEAU
FACILE
CONSERVATION
1 MOIS
TOUS TYPES
DE PEAUX

Contenant

Un flacon 70 ml avec pompe spray

Ingrédients

- **Eau minérale : 70 ml**
- **Hydrolat de Rose de Damas BIO : 20 ml**
- **Actif Acide hyaluronique : 1 cuillère de 0,5 ml**
- **Poudre ayurvédique de Rose de Damas : 6 pelles de 2 ml (ou 1 cuillère à soupe et demie)**
- **Conservateur Cosgard : 20 gouttes**

Matériel

- **Un bol**
- **Un mini-fouet**
- **Une pipette graduée de 10 ml**
- **Une cuillère de 0,5 ml**
- **Une pelle de dosage de 2 ml (ou une cuillère à soupe)**
- **Filtre à café**
- **Entonnoir**

Astuce

Pour garder intacte la jolie couleur rouge de la préparation, conservez votre flacon au réfrigérateur.

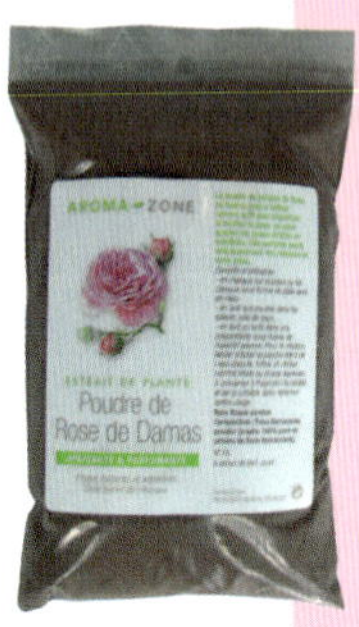
AROMA-ZONE
Poudre de
Rose de Damas

Zoom

En Inde, la poudre de Pétales de Rose de Damas est connue en Ayurvéda pour équilibrer les 3 doshas. Ainsi, la Rose, équilibrante, aide à détendre le corps et l'esprit. En cosmétique, ses vertus apaisantes, régénérantes et tonifiantes sont très appréciées des peaux irritées et sensibles, mais aussi utiles pour prévenir et ralentir le vieillissement cutané.

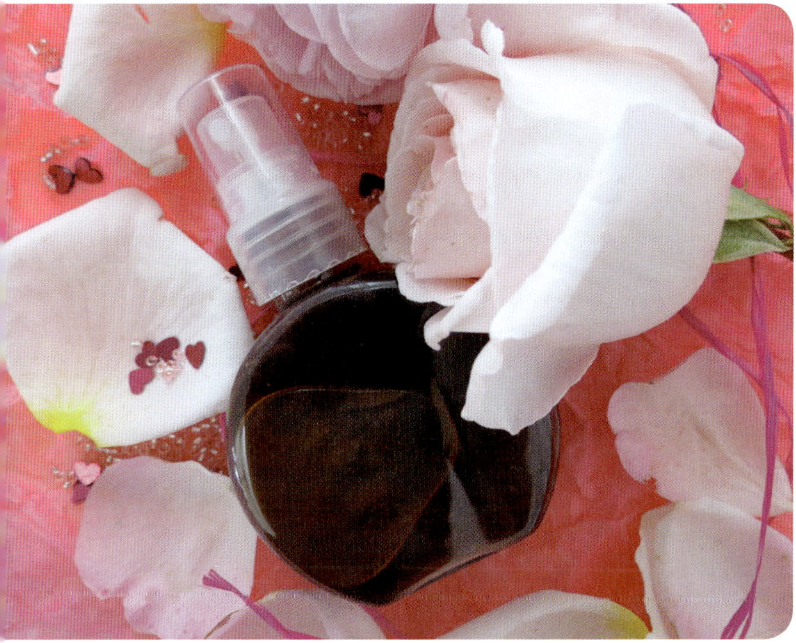

MISE EN ŒUVRE

- **Mettez** la poudre de Rose dans un bol, puis l'eau minérale en la dosant à l'aide de la pipette graduée.
- **Laissez macérer** 5 à 10 minutes puis filtrez l'eau colorée à l'aide d'un filtre à café et d'un entonnoir.
- **Ajoutez** l'hydrolat de Rose à l'aide de la pipette, puis le conservateur Cosgard. Saupoudrez l'Acide hyaluronique tout en remuant.
- **Laissez reposer** le mélange environ 10 minutes, **puis mélangez** vigoureusement.
- **Transvasez la préparation** dans le flacon.

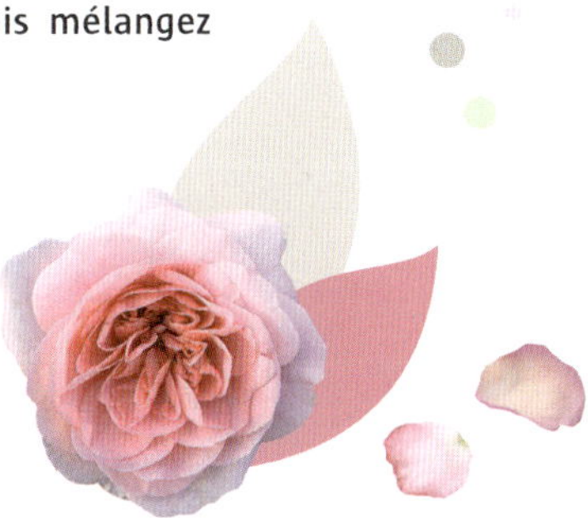

Soin anti-âge « Divine Rose »

Cette crème concentre tous les bienfaits naturels de la Rose pour favoriser la régénération cellulaire et ainsi prévenir le vieillissement cutané. Elle enveloppe le visage dans un cocon de douceur pour une peau instantanément hydratée, ressourcée et apaisée.

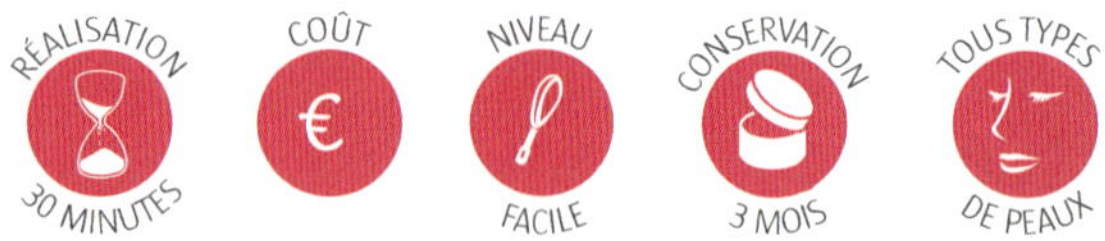
RÉALISATION
30 MINUTES
COÛT
€
NIVEAU
FACILE
CONSERVATION
3 MOIS
TOUS TYPES
DE PEAUX

Contenant

Un flacon 50 ml avec pompe crème

Ingrédients

- **Cire émulsifiante n° 3 : 1,5 pelle de 2 ml (ou 1 cuillère à café et demie)**
- **Huile végétale de Coton BIO : 10 ml**
- **Hydrolat de Rose de Damas BIO : 40 ml**
- **Actif Acide hyaluronique : 2 cuillères de 0,5 ml**
- **Huile essentielle de Bois de Rose : 4 gouttes**
- **Fragrance cosmétique naturelle Pétales de Rose : 6 gouttes**
- **Ocre Rose d'Italie : une pointe de couteau**
- **Conservateur Cosgard : 10 gouttes**

Matériel

- **Deux bols**
- **Un mini-fouet**
- **Une pipette graduée de 10 ml**
- **Une cuillère de 0,5 ml**
- **Une pelle de dosage de 2 ml (ou une cuillère à café)**

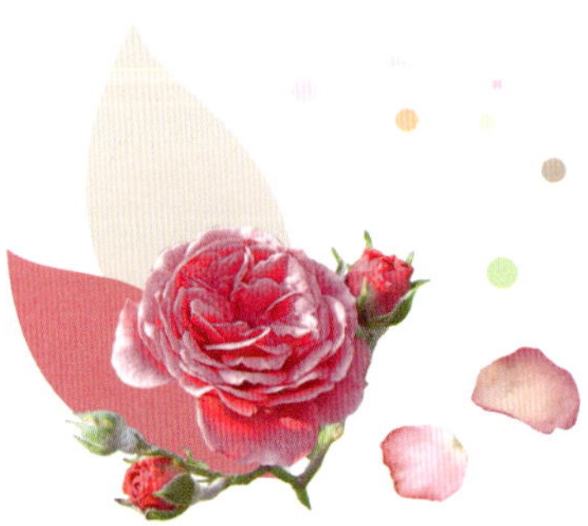

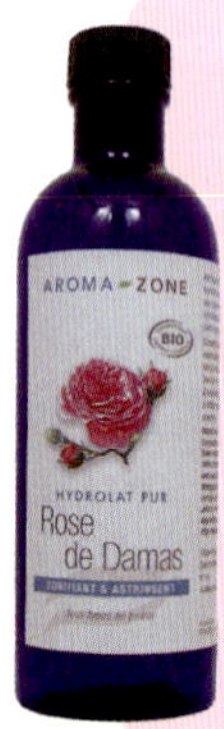
AROMA-ZONE
BIO
HYDROLAT PUR
Rose
de Damas

Zoom

Astringent et tenseur, l'hydrolat de Rose de Damas est incontournable pour prévenir et lutter contre le vieillissement cutané. Il purifie, rafraîchit, régénère et adoucit la peau. Il est aussi connu pour calmer les irritations et les rougeurs.

Astuce

Pour une meilleure solubilisation de l'acide hyaluronique, versez-le en pluie sous agitation.

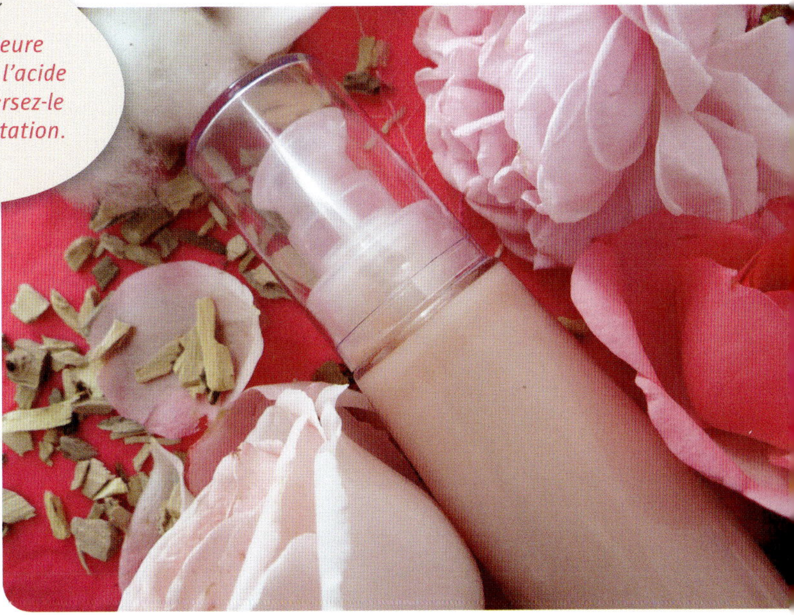

MISE EN ŒUVRE

✔ **Mettez dans un bol** la Cire émulsifiante n° 3, puis l'huile végétale de Coton en la dosant à l'aide de la pipette.

✔ **Dans un autre bol,** transférez l'hydrolat de Rose à l'aide de la pipette.

✔ **Faites chauffer les deux bols** séparément au bain-marie.

✔ Lorsque la Cire émulsifiante est fondue et que l'hydrolat de Rose commence à frémir, **sortez les bols** du bain-marie.

✔ **Ajoutez lentement** l'hydrolat frémissant dans l'autre bol en agitant vigoureusement pendant environ 3 minutes.

✔ **Mettez le bol dans un fond d'eau froide** tout en remuant jusqu'au refroidissement complet.

✔ **Ajoutez** l'Acide hyaluronique, mélangez et **laissez reposer** la préparation pendant 5 minutes.

✔ **Pré-mélangez** l'Ocre Rose dans un peu d'eau pour une meilleure dispersion.

✔ **Ajoutez** l'huile essentielle de Bois de Rose, la fragrance Pétales de Rose, l'Ocre Rose et le conservateur Cosgard en mélangeant bien entre chaque ajout.

✔ **Transvasez la préparation** dans le flacon à l'aide de la pipette.

Poudre exfoliante pour le visage Coton & Rose

Versez un peu de poudre exfoliante dans le creux de la main, mélangez-la avec de l'eau, puis appliquez-la directement sur la peau humide en massages. Rincez ensuite à l'eau claire. Cet exfoliant nettoie le visage en douceur et débarrasse la peau de ses impuretés et cellules mortes.

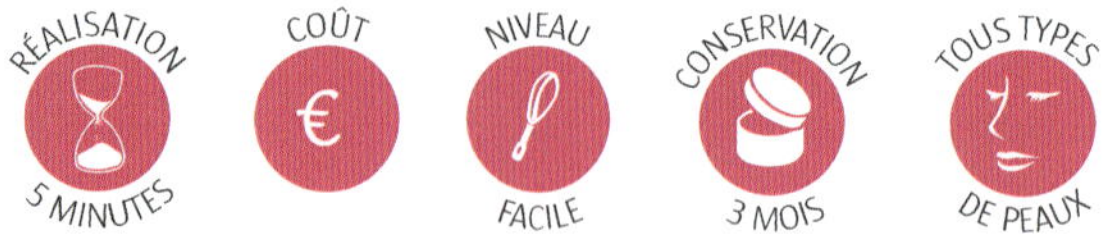

Contenant

Un pot 50 ml

Ingrédients

- **Huile végétale de Coton BIO : 1 ml**
- **Fragrance cosmétique naturelle Pétales de Rose : 17 gouttes**
- **Exfoliant poudre de Rose musquée BIO : 10 pelles de 2 ml (ou 2 cuillères à soupe et demie)**
- **Poudre ayurvédique de Rose de Damas : 10 pelles de 2 ml (ou 2 cuillères à soupe et demie)**

Matériel

- **Un bol**
- **Un mini-fouet**
- **Une pipette graduée de 10 ml**
- **Une pelle de dosage de 2 ml (ou une cuillère à soupe)**

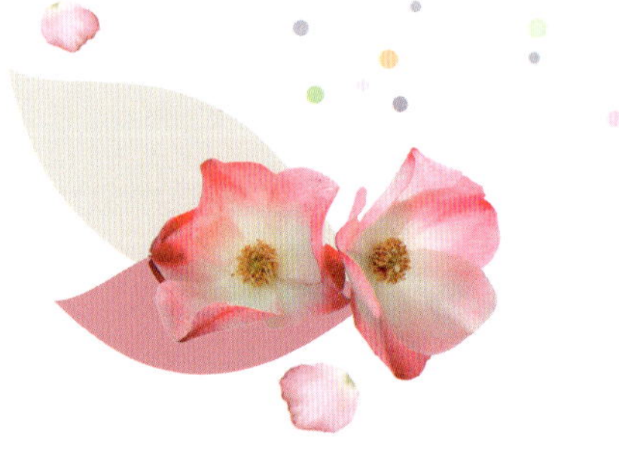

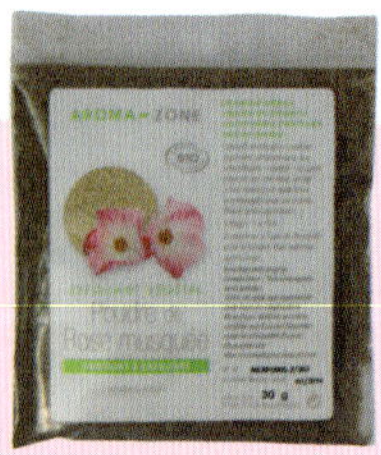

Zoom

La poudre de Rose musquée extraite du rosier musqué Bio du Chili nettoie la peau en profondeur tout en stimulant la micro-circulation. Elle rend le teint lumineux et lisse, et adoucit la peau.

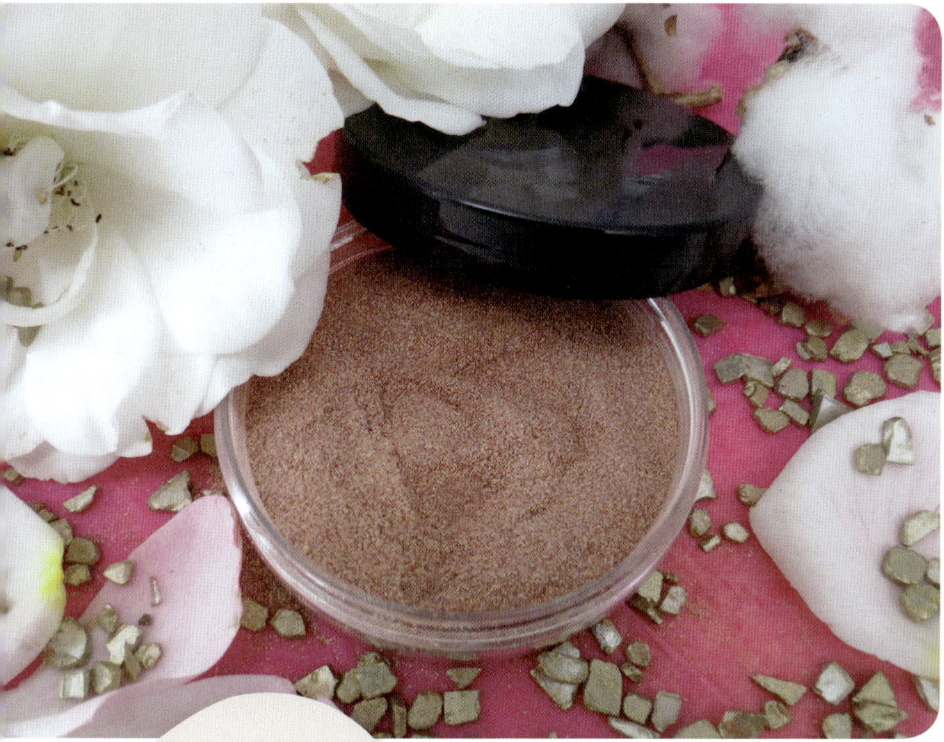

Astuce

Vous pouvez également mélanger cette poudre à un peu d'huile végétale pour réaliser un gommage nourrissant.

MISE EN ŒUVRE

- **Mettez dans un bol** l'huile de Coton en la dosant à l'aide de la pipette graduée.
- **Ajoutez** la fragrance Pétales de Rose, la poudre exfoliante de Rose musquée et la poudre ayurvédique de Rose de Damas en mélangeant bien entre chaque ajout.
- **Transvasez la préparation** dans le pot.

Masque régénérant et apaisant aux 3 Roses

Un véritable soin régénérant avec ce masque qui hydrate et apaise les peaux les plus sensibles pour un teint frais, unifié et une peau lumineuse. Appliquez en couche épaisse sur le visage en évitant le contour des yeux. Laissez poser 5 à 10 minutes puis rincez à l'eau claire.

Réalisation 25 minutes | Coût | Niveau facile | Conservation 3 mois | Tous types de peaux

Contenant

Un pot 65 ml

Ingrédients

- **Cire émulsifiante n° 3 : 3,5 pelles de 2 ml (ou 3 cuillères à café et demie)**
- **Huile végétale de Coton BIO : 10 ml**
- **Huile végétale de Rose musquée BIO : 10 ml**
- **Hydrolat de Rose de Damas BIO : 40 ml**
- **Huile essentielle de Bois de Rose : 17 gouttes**
- **Ocre Rose d'Italie : une pointe de couteau**
- **Conservateur Cosgard : 13 gouttes**

Matériel

- **Deux bols**
- **Un mini-fouet**
- **Une pipette graduée de 10 ml**
- **Une pelle de dosage de 2 ml (ou une cuillère à café)**

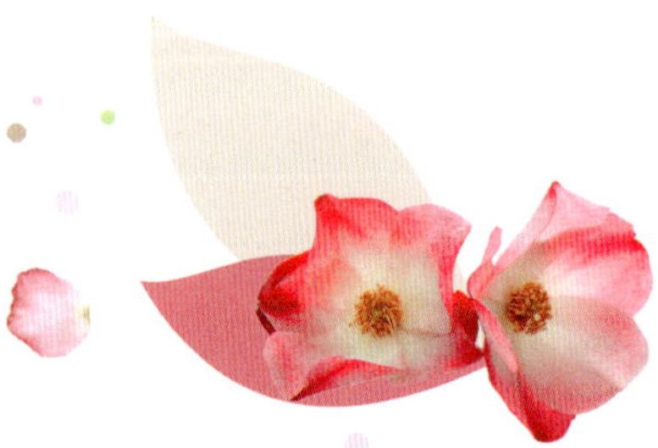

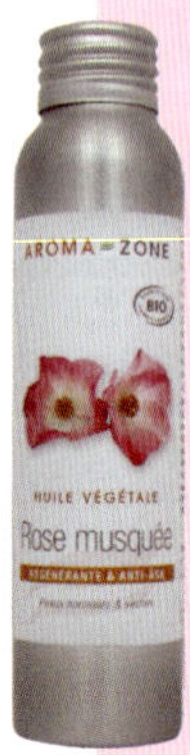

Zoom

L'huile végétale de Rose musquée du Chili est idéale pour la jeunesse et l'éclat de la peau. Sa richesse exceptionnelle en acides gras essentiels et en vitamines lui confère une action régénératrice cellulaire très efficace sur les rides et le renouvellement cutané des peaux dévitalisées, eczémateuses, couperosées ou présentant des cicatrices.

MISE EN ŒUVRE

✔ **Mettez dans un bol** la Cire émulsifiante n° 3, puis les huiles végétales de Coton et de Rose musquée en les dosant à l'aide de la pipette.

✔ **Dans un autre bol,** transférez l'hydrolat de Rose à l'aide de la pipette.

✔ **Faites chauffer les deux bols** séparément au bain-marie.

✔ Lorsque la Cire émulsifiante est fondue et que l'hydrolat de Rose commence à frémir, **sortez les bols** du bain-marie.

✔ **Ajoutez lentement** l'hydrolat frémissant dans l'autre bol sans cesser d'agiter vigoureusement pendant environ 3 minutes.

✔ **Mettez le bol dans un fond d'eau froide** en remuant jusqu'au refroidissement.

✔ **Ajoutez** l'huile essentielle de Bois de Rose, l'Ocre Rose et le conservateur Cosgard. Mélangez bien entre chaque ajout.

✔ **Transvasez la préparation** dans le pot.

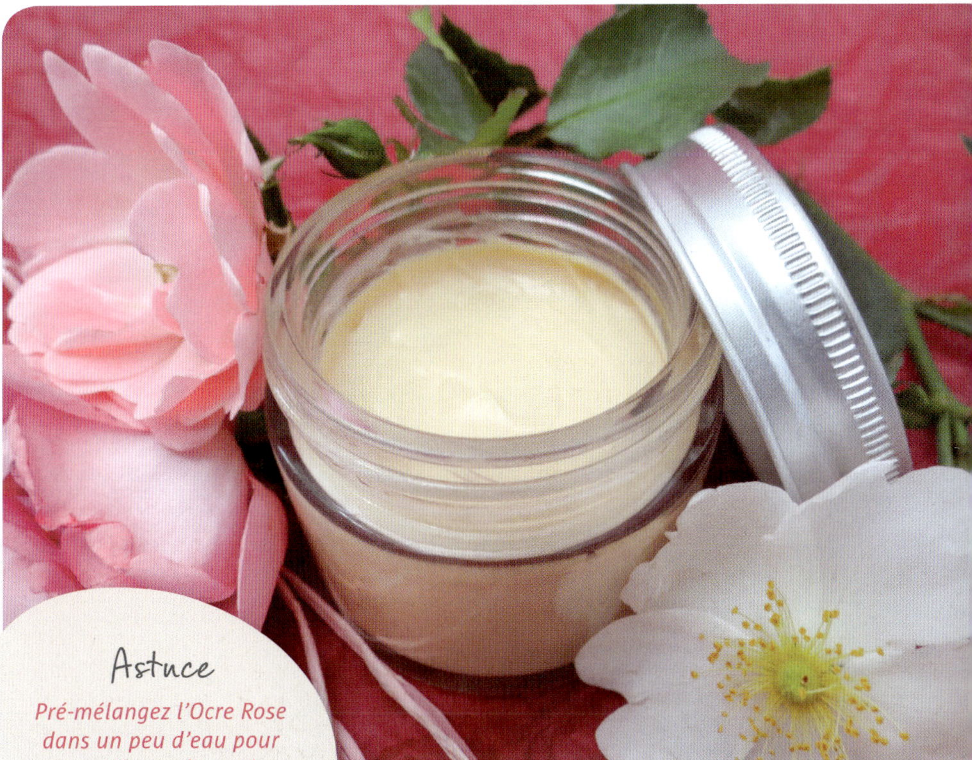

Astuce

Pré-mélangez l'Ocre Rose dans un peu d'eau pour une meilleure dispersion.

Soin complet contour des yeux à l'acide hyaluronique

Ce soin léger hydrate la peau, lisse les rides et ridules et aide à réduire les poches et les cernes du contour des yeux. Appliquez en massage directement sur la peau à l'aide du roll-on.

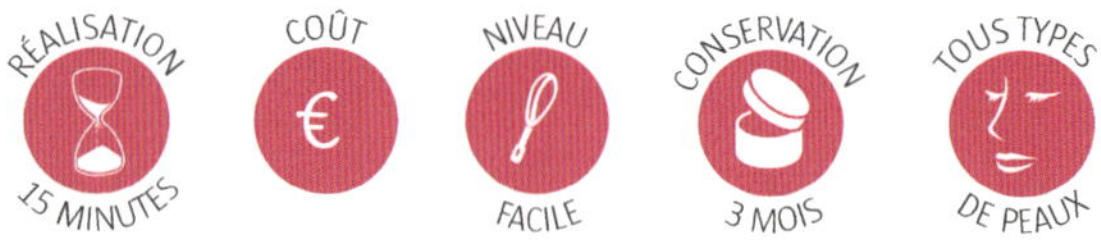
RÉALISATION
15 MINUTES
COÛT
€
NIVEAU
FACILE
CONSERVATION
3 MOIS
TOUS TYPES
DE PEAUX

Contenant

Un roll-on 10 ml

Ingrédients

- **Ocre Rose d'Italie : une petite pointe de couteau**
- **Eau minérale : 7 ml**
- **Hydrolat de Rose de Damas BIO : 3 ml**
- **Actif Acide hyaluronique : ½ cuillère de 0,5 ml**
- **Conservateur Cosgard : 2 gouttes**

Matériel

- **Un bol**
- **Un mini-fouet**
- **Une pipette graduée de 10 ml**
- **Une cuillère de 0,5 ml**

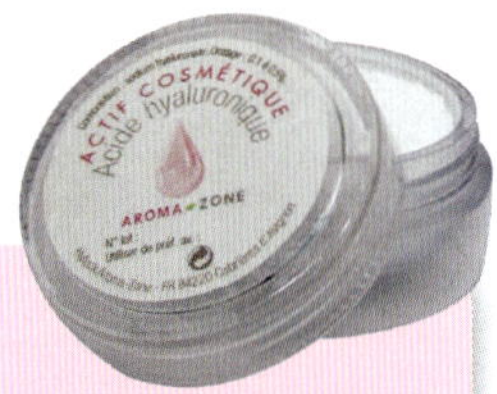

Zoom

Obtenu par fermentation du blé par des levures, l'Acide hyaluronique est un actif haut de gamme, très efficace même à faible dose. Il est connu pour son pouvoir hydratant profond et repulpant intense. C'est l'ingrédient indispensable des soins liftants, tenseurs et remodelants et des crèmes hydratantes anti-rides pour le visage et le décolleté.

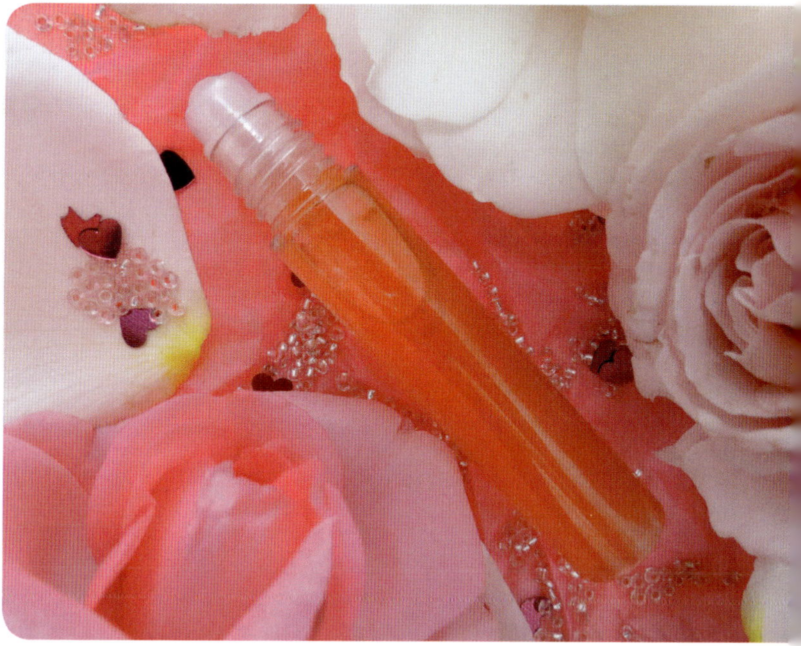

MISE EN ŒUVRE

- **Mettez dans un bol** l'Ocre Rose, puis l'eau minérale et l'hydrolat de Rose en les dosant à l'aide de la pipette graduée.
- **Ajoutez** l'Acide hyaluronique et **mélangez**.
- **Laissez reposer** le mélange environ 10 minutes.
- **Ajoutez** le conservateur Cosgard et **mélangez** vigoureusement.
- **Transvasez la préparation** dans le roll-on à l'aide de la pipette.

Astuce

Pour une meilleure solubilisation de l'acide hyaluronique, versez-le en pluie sous agitation.

Lait pour le corps « Ode à la Rose »

Ce lait riche en actifs végétaux, connus pour leurs propriétés régénérantes et adoucissantes, aide à préserver l'hydratation et l'élasticité de la peau. Pour une peau veloutée, souple et délicatement parfumée.

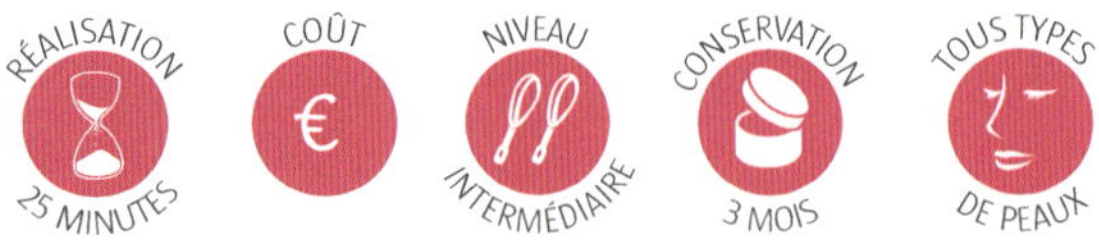

Contenant

Un flacon 100 ml avec pompe crème

Ingrédients

- **Cire émulsifiante n° 3 : 3 pelles de 2 ml (ou 3 cuillères à café)**
- **Huile végétale de Coton BIO : 10 ml**
- **Huile végétale de Rose musquée BIO : 5 ml**
- **Eau minérale : 80 ml**
- **Fragrance cosmétique naturelle Pétales de Rose : 64 gouttes**
- **Huile essentielle de Bois de Rose : 20 gouttes**
- **Ocre Rose d'Italie : une pointe de couteau**
- **Conservateur Cosgard : 20 gouttes**

Matériel

- **Deux bols**
- **Un mini-fouet**
- **Une pipette graduée de 10 ml**
- **Une pelle de dosage de 2 ml (ou une cuillère à café)**

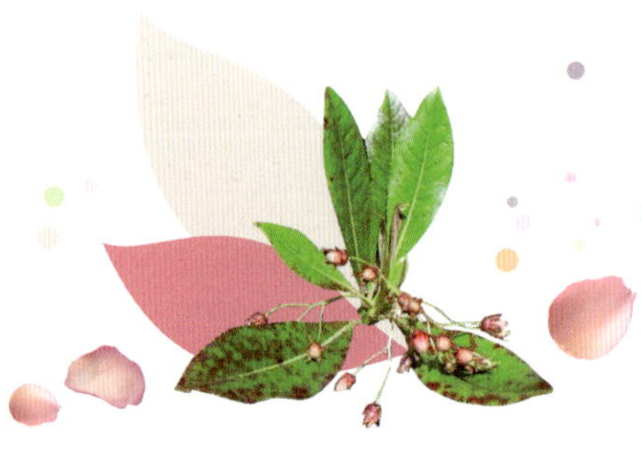

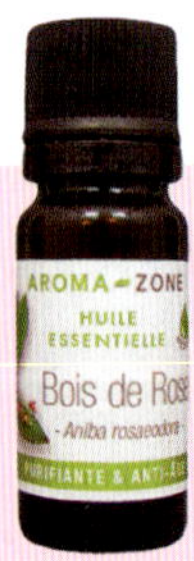

Zoom

L'huile essentielle de Bois de Rose est reconnue pour son puissant effet régénérant et rajeunissant sur la peau. Elle s'utilise ainsi comme actif réparateur et anti-âge. Son parfum doux et boisé calme les nerfs et l'anxiété.

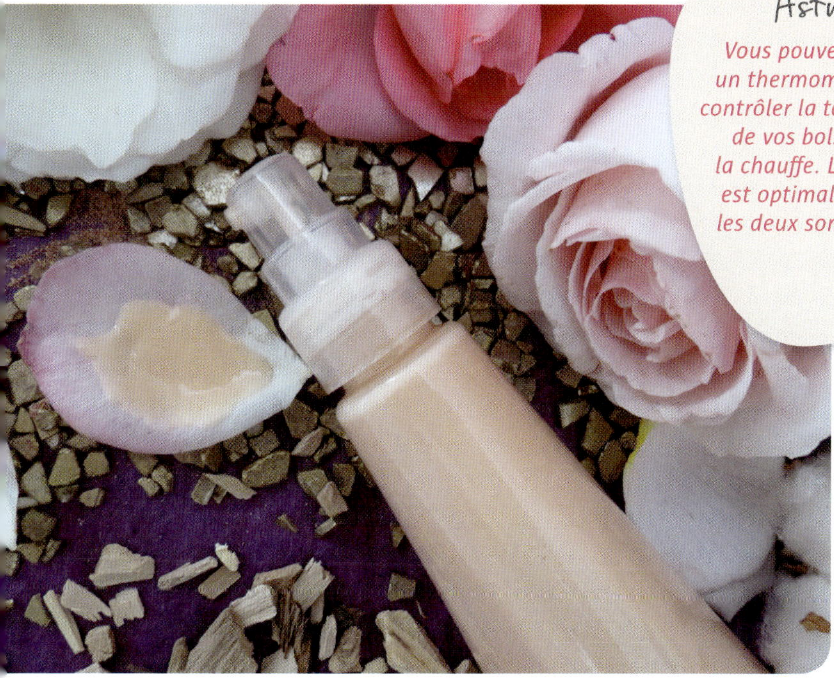

Astuce

Vous pouvez utiliser un thermomètre pour contrôler la température de vos bols lors de la chauffe. L'émulsion est optimale lorsque les deux sont à 70 °C.

MISE EN ŒUVRE

✔ **Mettez dans un bol** la Cire émulsifiante n° 3, puis les huiles végétales de Coton et de Rose musquée en les dosant à l'aide de la pipette.

✔ **Dans un autre bol,** transférez l'eau minérale à l'aide de la pipette.

✔ **Faites chauffer les deux bols** séparément au bain-marie.

✔ Lorsque la Cire émulsifiante est totalement fondue et que l'eau minérale commence à frémir, **sortez les bols** du bain-marie.

✔ **Ajoutez lentement** l'eau frémissante dans l'autre bol sans cesser d'agiter vigoureusement pendant environ 3 minutes.

✔ Toujours en agitant, **mettez le bol dans un fond d'eau froide** jusqu'au refroidissement complet.

✔ **Diluez** l'Ocre Rose dans un peu d'eau pour une meilleure dispersion de celle-ci.

✔ **Ajoutez** la fragrance Pétales de Rose, l'huile essentielle de Bois de Rose, l'Ocre Rose et le conservateur Cosgard en mélangeant bien entre chaque ajout.

✔ **Transvasez la préparation** dans le flacon en vous aidant, si besoin, de la pipette.

Crème pour les mains « Douceur de Coton »

Idéale au quotidien, cette crème onctueuse pour les mains est enrichie en huile de Coton connue pour apporter douceur et nutrition à la peau. Grâce à sa texture légère et fondante, ce soin pénètre rapidement sans laisser de film gras.

- Réalisation : 25 minutes
- Coût : €
- Niveau : facile
- Conservation : 3 mois
- Tous types de peaux

Contenant

Un pot 50 ml

Ingrédients

- **Cire émulsifiante n° 3 : 3 pelles de 2 ml (ou 3 cuillères à café)**
- **Huile végétale de Coton BIO : 15 ml**
- **Hydrolat de Rose de Damas BIO : 30 ml**
- **Fragrance cosmétique naturelle Pétales de Rose : 22 gouttes**
- **Ocre Rose d'Italie : une pointe de couteau**
- **Conservateur Cosgard : 10 gouttes**

Matériel

- **Deux bols**
- **Un mini-fouet**
- **Une pipette graduée de 10 ml**
- **Une pelle de dosage de 2 ml (ou une cuillère à café)**

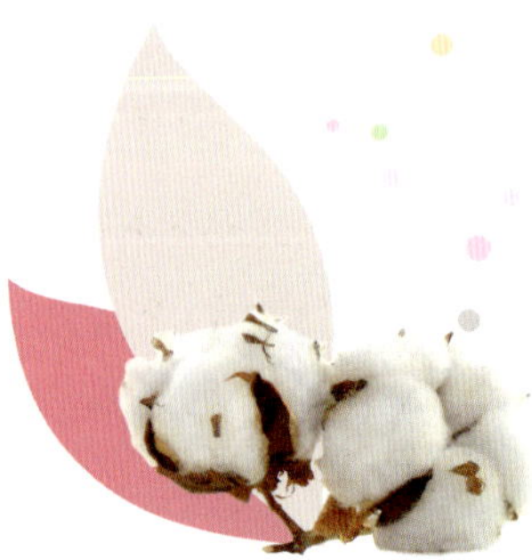

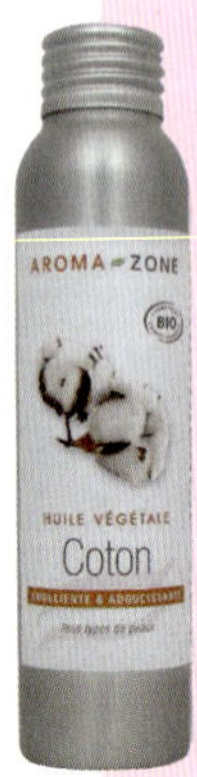

Zoom

Riche en acide linoléique, l'huile végétale de Coton est particulièrement appréciée pour ses qualités adoucissantes et nourrissantes. Sa teneur en acides gras essentiels en fait un excellent agent reconstructeur pour la peau. Très pénétrante, elle est adaptée à tous les types de peaux.

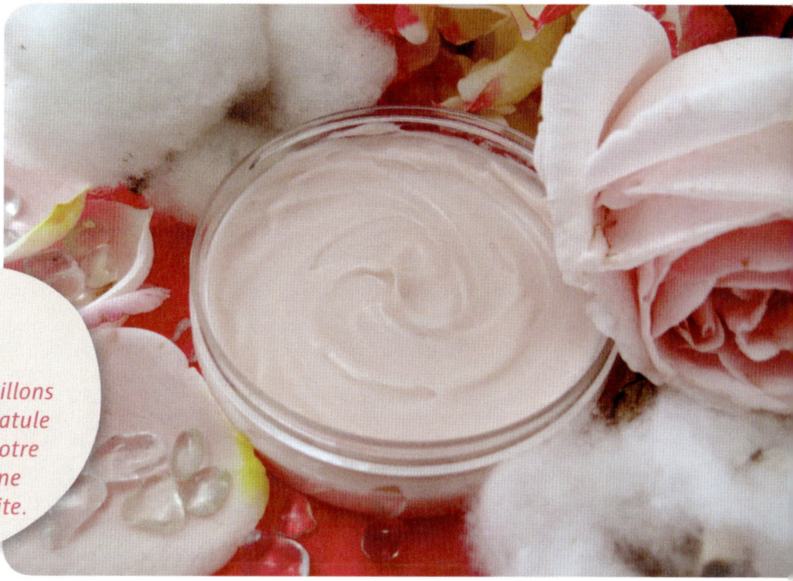

Astuce

Nous vous conseillons d'utiliser une spatule pour prélever votre crème avec une hygiène parfaite.

MISE EN ŒUVRE

✔ **Mettez dans un bol** la Cire émulsifiante n° 3, puis l'huile végétale de Coton en la dosant à l'aide de la pipette.

✔ **Dans un autre bol,** transférez l'hydrolat de Rose à l'aide de la pipette.

✔ **Faites chauffer les deux bols** séparément au bain-marie.

✔ Lorsque la Cire émulsifiante est totalement fondue et que l'hydrolat de Rose commence à frémir, **sortez les bols** du bain-marie.

✔ **Ajoutez lentement** l'hydrolat frémissant dans l'autre bol sans cesser d'agiter vigoureusement pendant environ 3 minutes.

✔ **Mettez le bol dans un fond d'eau froide** et agitez jusqu'au refroidissement complet.

✔ **Diluez l'Ocre Rose** dans un peu d'eau pour une meilleure dispersion.

✔ **Ajoutez** la fragrance Pétales de Rose, l'Ocre Rose et le conservateur Cosgard en mélangeant bien entre chaque ajout.

✔ **Transvasez la préparation** dans le pot.

Savon douceur « Allons voir si la Rose... »

Ce savon au parfum délicat, fleuri et romantique de Rose produit une mousse douce et onctueuse très agréable. Particulièrement doux, il convient à toutes les peaux, même les plus sensibles.

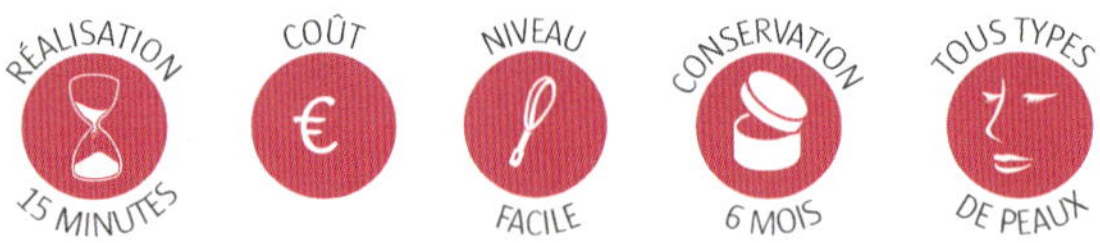
RÉALISATION
15 MINUTES
COÛT
€
NIVEAU
FACILE
CONSERVATION
6 MOIS
TOUS TYPES
DE PEAUX

Contenant

Moule à savon de 100 g

Ingrédients

- **Base de savon Melt & Pour au Lait de chèvre : ¼ de pain de savon**
- **Ocre rose d'Italie : 1,5 cuillère de 0,5 ml**
- **Huile essentielle de Bois de Rose : 70 gouttes**

Matériel

- **Un bol**
- **Un mini-fouet**
- **Une pipette graduée de 10 ml**
- **Une cuillère de 0,5 ml**

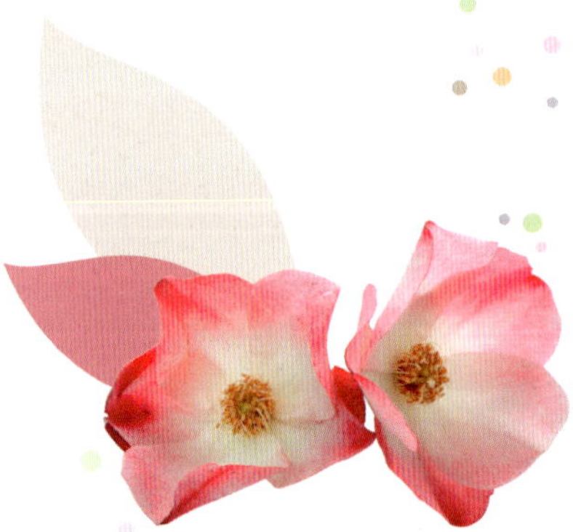

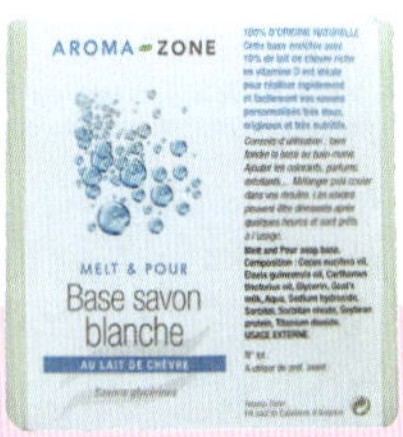
AROMA-ZONE
MELT & POUR
Base savon blanche
AU LAIT DE CHÈVRE

Zoom

Cette base de savon Melt and Pour 100 % naturelle est enrichie avec 10 % de lait de chèvre, riche en vitamine D et connu pour ses propriétés adoucissantes, nourrissantes et apaisantes. Elle permet de réaliser facilement des savons très doux pour la peau.

Astuce

Faites figer votre savon au congélateur pour le démouler plus rapidement.

MISE EN ŒUVRE

✔ **Découpez** la base de savon Melt & Pour au lait de chèvre en 4 parts égales à l'aide d'un couteau.

✔ **Dans un bol,** faites fondre au bain-marie et à feu doux l'une des 4 parts de Base de savon, puis retirez du feu.

✔ **Diluez** l'Ocre Rose dans un peu d'eau pour une meilleure dispersion.

✔ **Ajoutez** l'Ocre Rose et l'huile essentielle de Bois de Rose à la Base de savon en mélangeant bien entre chaque ajout.

✔ **Coulez** le savon dans le moule.

✔ **Laissez-le durcir** avant de le démouler, puis **laissez-le sécher** environ 24 heures avant utilisation.

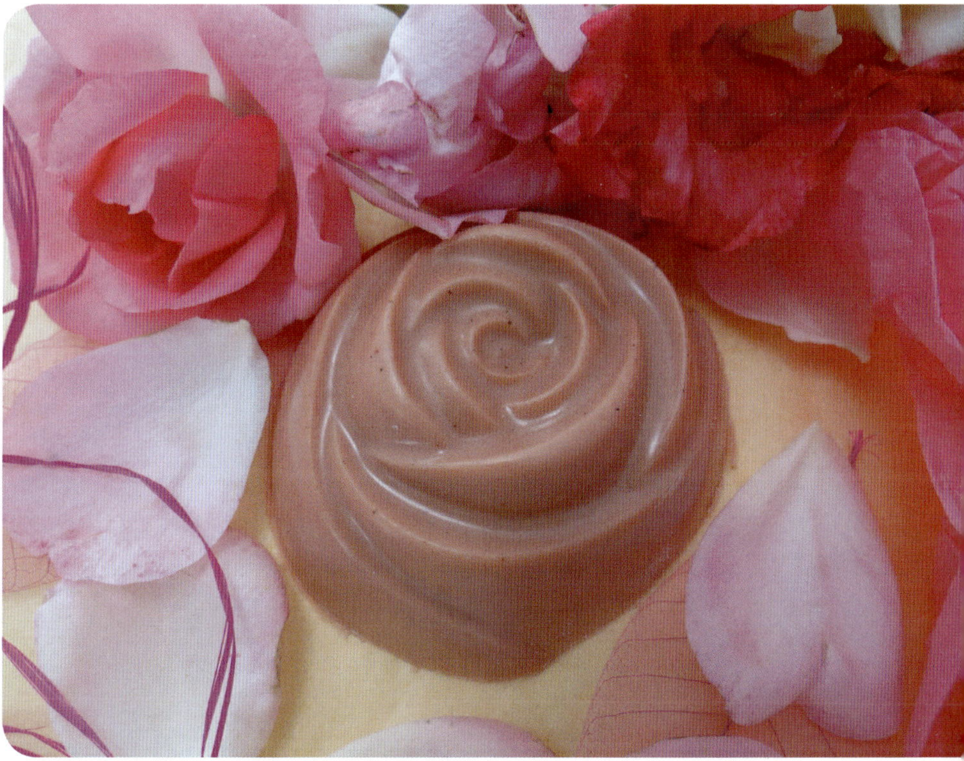

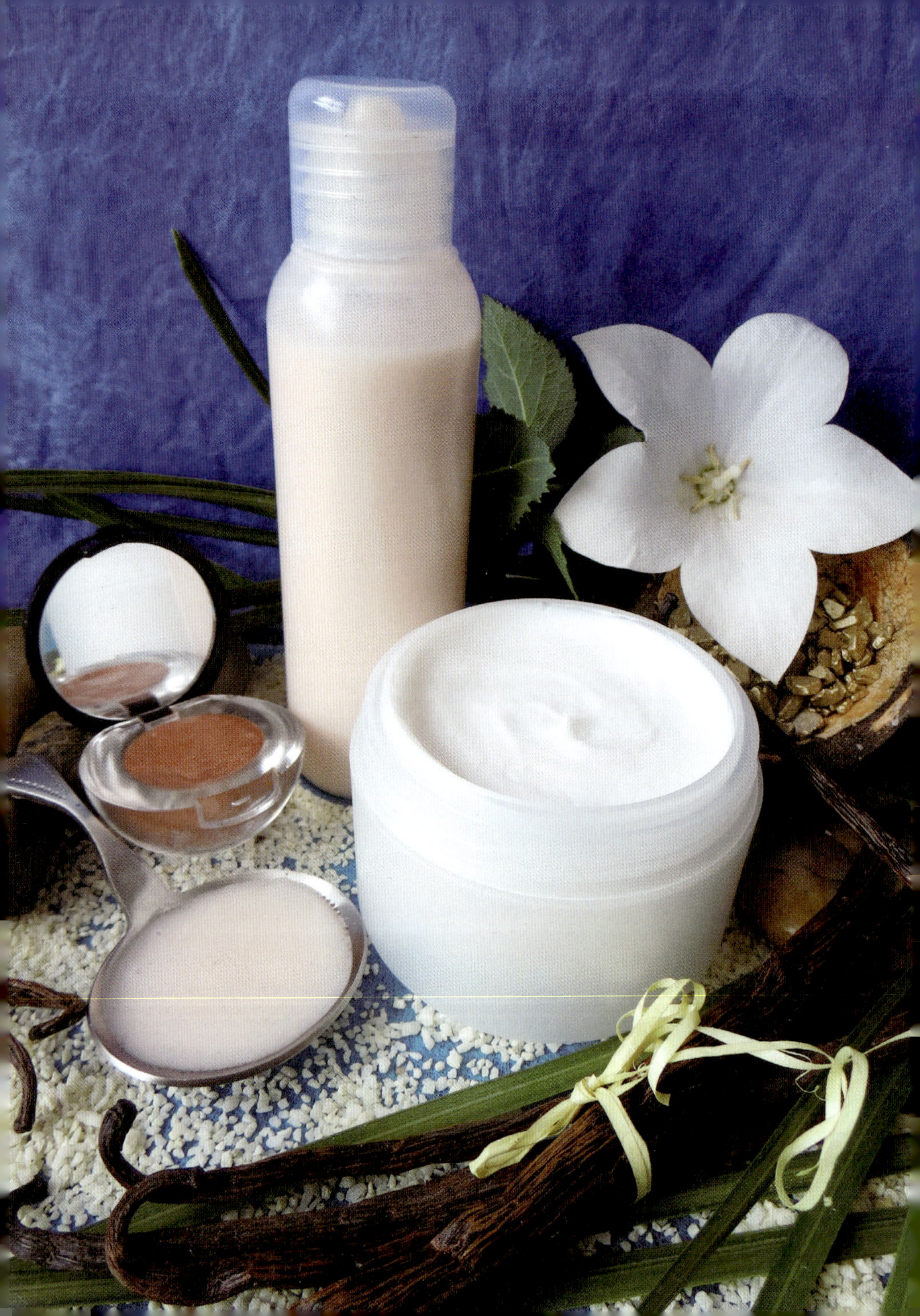

Îles paradisiaques

Offrez-vous une parenthèse exotique avec ces soins beauté visage, corps et cheveux au parfum doux et solaire de Monoï, Vanille et fleurs des îles.

Les recettes

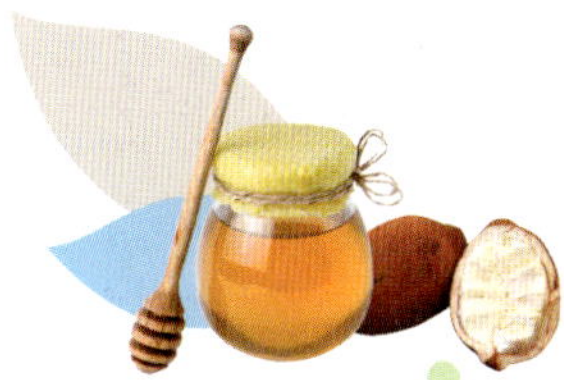

Baume à lèvres du Pacifique
Body butter « Monoï des îles »
Lait autobronzant sublimateur à la Vanille
Huile prodigieuse scintillante pour le corps
Huile de beauté capillaire au Monoï BIO
Baume pour les cheveux « Délices des îles »
Masque capillaire « Douceur absolue »
Shampooing 2 en 1 fortifiant et lissant au Silicone végétal

Les ingrédients

- Base lavante neutre BIO
- Monoï BIO
- Beurre de Cupuaçu
- Macérât huileux de Vanille BIO
- Actif Squalane végétal
- Actif DHA
- Actif Silicone végétal
- Actif Honeyquat
- Fragrance cosmétique naturelle Moorea
- Mica Noisette scintillant
- Cire émulsifiante n° 3
- Conservateur Cosgard

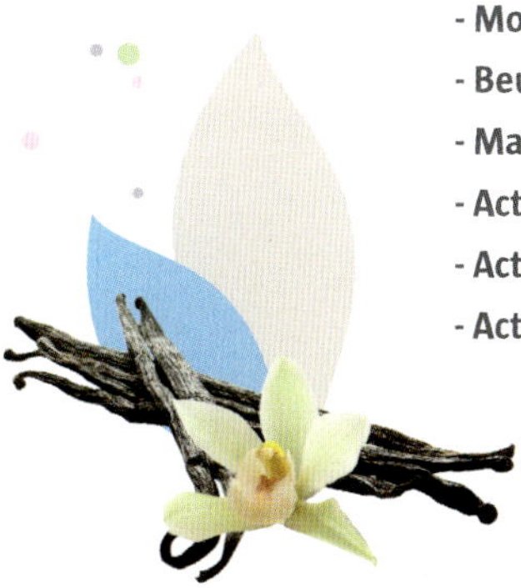

Baume à lèvres du Pacifique

Ce baume 100 % naturel et riche en beurre de Cupuaçu protège et nourrit intensément les lèvres. Son odeur évoquant le sable chaud et les cocotiers vous transporte instantanément sur une plage des îles du Pacifique…

RÉALISATION 15 MINUTES | COÛT | NIVEAU FACILE | CONSERVATION 6 MOIS | TOUS TYPES DE PEAUX

Contenant

Un pot 6 ml

Ingrédients

- **Beurre végétal de Cupuaçu : 5 ml**
- **Monoï BIO : 1 ml**
- **Mica Noisette : 1 cuillère de 0,5 ml**
- **Miel liquide (facultatif) : 0,5 ml**

Matériel

- **Deux bols**
- **Un mini-fouet**
- **Une pipette graduée de 10 ml**
- **Une cuillère de 0,5 ml**
- **Une cuillère à soupe**

Astuce

Faites fondre le Monoï sous un filet d'eau chaude pour le liquéfier si nécessaire.

Zoom

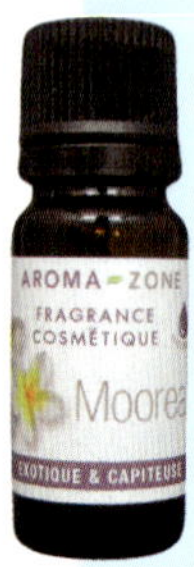

La fragrance cosmétique 100 % naturelle Moorea a été développée par de véritables « nez » français dans une maison de parfumerie de la région de Grasse. Une fragrance exotique et voluptueuse, évoquant le sable chaud, les cocotiers et les fleurs des îles.

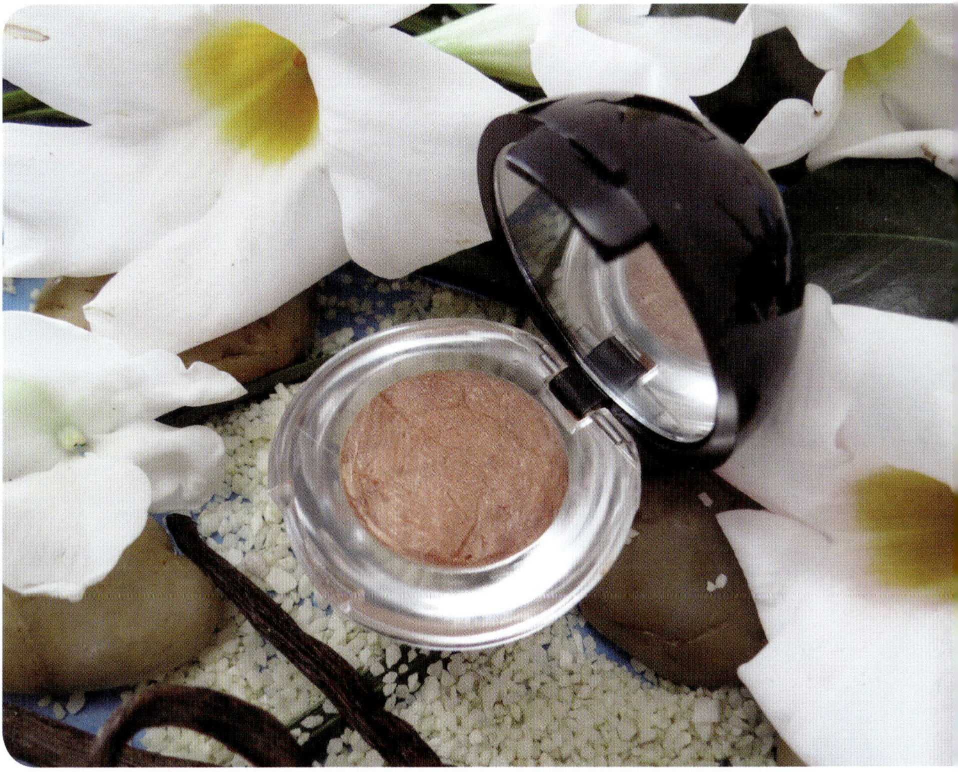

MISE EN ŒUVRE

- **Faites fondre dans un bol** au bain-marie et à feu doux 1 cuillère à soupe de beurre de Cupuaçu. Retirez du feu, puis transférez dans un autre bol le volume nécessaire de beurre en le dosant à la pipette.
- **Ajoutez le Monoï** à l'aide de la pipette. Mélangez bien.
- **Placez la préparation au congélateur** pendant 5 minutes. Retirez du congélateur uniquement lorsque la préparation commence à se figer, c'est-à-dire à blanchir sur les bords du bol.
- **Ajoutez** le mica Noisette et le miel en mélangeant bien afin de former une pâte lisse et homogène.
- **Transvasez la préparation** dans le pot.

Body butter « Monoï des îles »

Laissez-vous envelopper par ce beurre corporel riche et onctueux à la senteur captivante des fleurs de Tiaré. Ce soin nourrit la peau en profondeur et la laisse délicieusement parfumée. Nous vous conseillons d'utiliser une spatule pour prélever le body butter avec une hygiène parfaite.

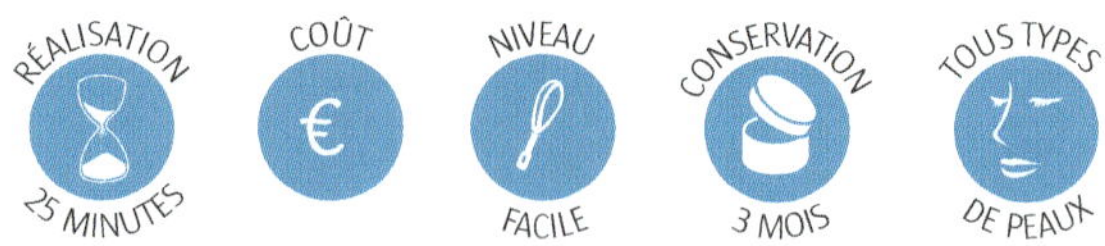

Contenant

Un pot 65 ml

Ingrédients

- **Cire émulsifiante n° 3 : 4,5 pelles de 2 ml (ou 4 cuillères à café et demie)**
- **Monoï BIO : 25 ml**
- **Eau minérale : 40 ml**
- **Fragrance cosmétique naturelle Moorea : 15 gouttes**
- **Conservateur Cosgard : 15 gouttes**

Matériel

- **Deux bols**
- **Un mini-fouet**
- **Une pipette graduée de 10 ml**
- **Une pelle de dosage de 2 ml (ou une cuillère à café)**

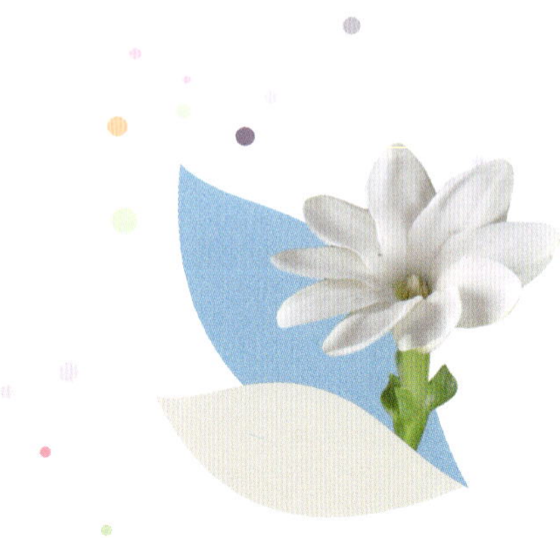

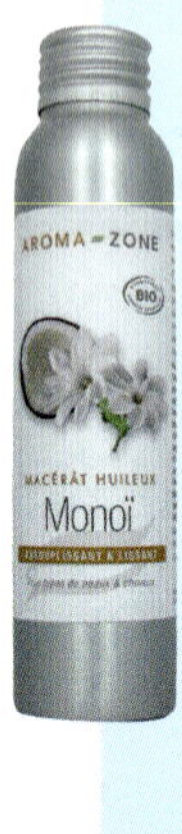

Zoom

Le Monoï Bio est obtenu par macération de fleurs de Tiaré dans de l'huile de Coco vierge. À l'odeur suave, il est connu pour ses vertus cosmétiques :il nourrit efficacement la peau et possède un effet raffermissant et lissant sur les tissus cutanés. Appliqué sur les cheveux, il les rend plus forts, brillants et faciles à coiffer.

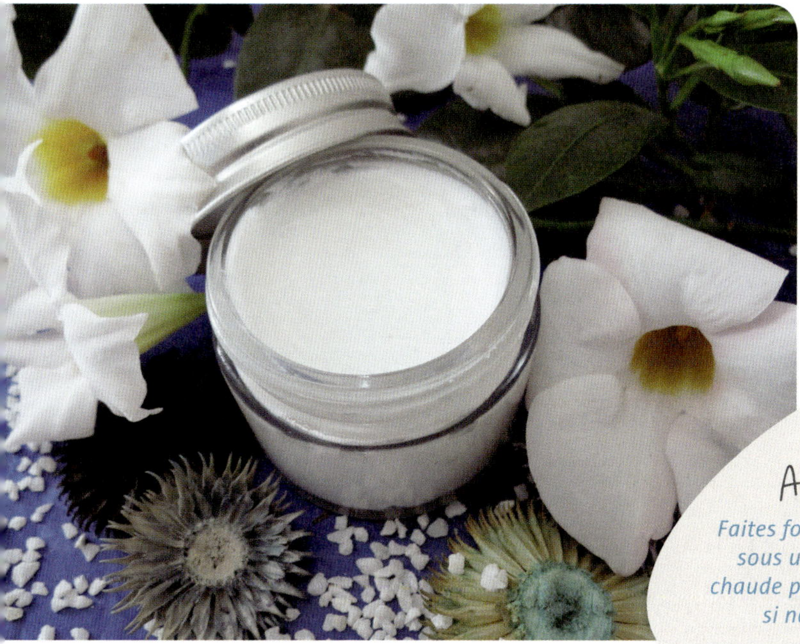

Astuce

Faites fondre le monoï sous un filet d'eau chaude pour le liquéfier si nécessaire.

MISE EN ŒUVRE

- **Mettez dans un bol** la Cire émulsifiante n° 3, puis le Monoï en le dosant à l'aide de la pipette.
- **Dans un autre bol,** transférez l'eau minérale avec la pipette.
- **Faites chauffer les deux bols** séparément au bain-marie.
- Lorsque la Cire émulsifiante est totalement fondue et que l'eau minérale commence à frémir, **sortez les bols** du bain-marie.
- **Ajoutez lentement l'eau frémissante** dans l'autre bol sans cesser de remuer vigoureusement pendant environ 3 minutes.
- Toujours sans cesser d'agiter, **mettez le bol dans un fond d'eau froide** jusqu'au refroidissement complet.
- **Ajoutez** la fragrance Moorea et le conservateur Cosgard en mélangeant bien entre chaque ajout.
- **Transvasez la préparation** dans le pot.

Lait autobronzant sublimateur à la Vanille

Ce lait donne un joli hâle doré à la peau tout en l'hydratant. Pour avoir un bronzage parfait en toute saison ! Répartissez uniformément le lait sur le corps et, pour un résultat optimal, faites au préalable un gommage de la peau. Lavez-vous les mains après chaque application.

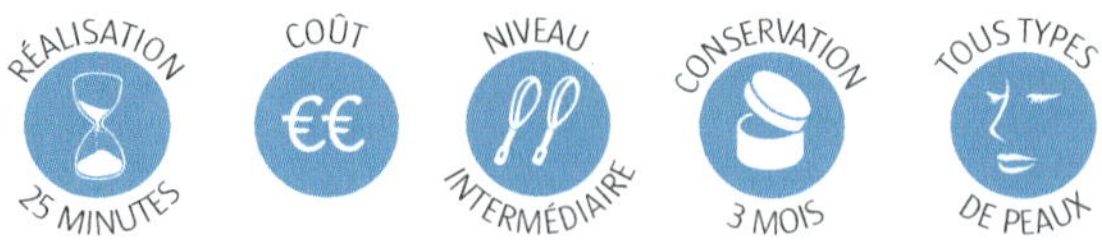

Contenant

Un flacon souple 100 ml avec capsule service

Ingrédients

- **Cire émulsifiante n° 3 : 2 pelles de 2 ml (ou 2 cuillères à café)**
- **Macérât huileux de Vanille BIO : 10 ml**
- **Eau minérale : 80 ml**
- **Actif DHA naturelle : 7 pelles de 2 ml (ou 7 cuillères à café)**
- **Mica Noisette : 1 cuillère de 0,5 ml**
- **Fragrance cosmétique naturelle Moorea : 25 gouttes**
- **Conservateur Cosgard : 20 gouttes**

Matériel

- **Un bol**
- **Un mini-fouet**
- **Une pipette graduée de 10 ml**
- **Une cuillère de 0,5 ml**
- **Une pelle de dosage de 2 ml (ou une cuillère à café)**

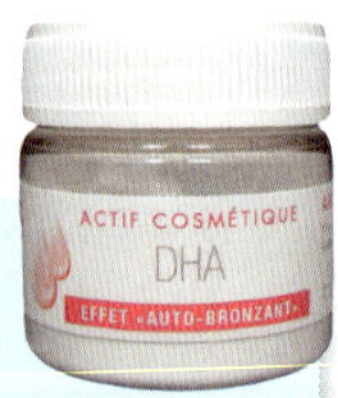

Zoom

La DHA est un actif autobronzant d'origine naturelle qui permet de réaliser très facilement des crèmes et laits autobronzants ou à effet « bonne mine ». La DHA induit une coloration des couches supérieures de la peau, sans soleil et sans risque pour la santé.

MISE EN ŒUVRE

- **Mettez dans un bol** la Cire émulsifiante n° 3 et le macérât de Vanille en le dosant à l'aide de la pipette.
- **Dans un autre bol,** transférez l'eau minérale à la pipette.
- **Faites chauffer les deux bols** séparément au bain-marie.
- Lorsque la Cire émulsifiante est totalement fondue et que l'eau minérale commence à frémir, **sortez les bols** du bain-marie.
- **Ajoutez lentement l'eau frémissante** dans l'autre bol sans cesser de remuer vigoureusement pendant environ 3 minutes.
- Toujours sans cesser d'agiter, **mettez le bol dans un fond d'eau froide** jusqu'au refroidissement complet.
- **Ajoutez** la DHA, le mica Noisette, la fragrance Moorea et le conservateur Cosgard en mélangeant bien entre chaque ajout.
- **Transvasez la préparation** dans le flacon à l'aide de la pipette.

Astuce

Vous pouvez utiliser un thermomètre pour contrôler la température de vos bols lors de la chauffe. L'émulsion est optimale lorsque les deux sont à 70 °C.

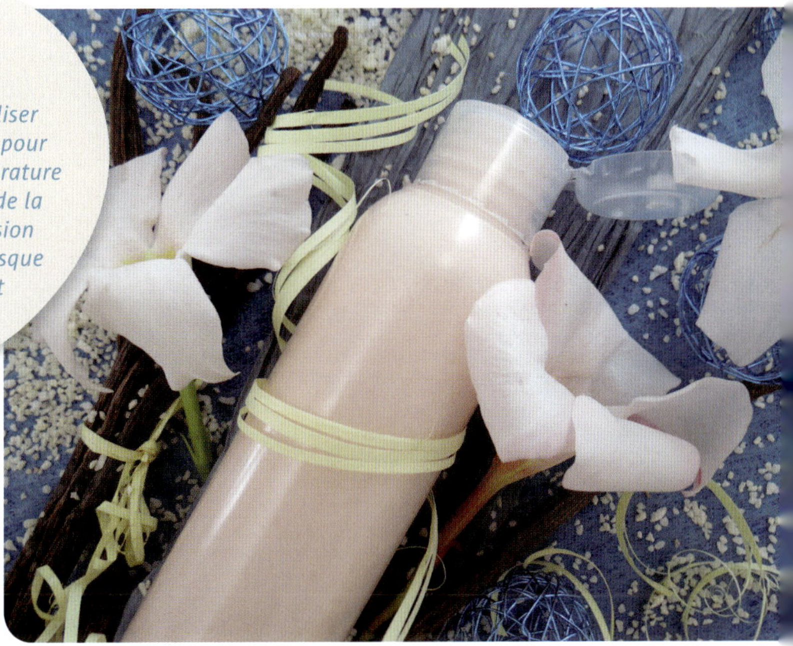

Huile prodigieuse scintillante pour le corps

Vous apprécierez l'odeur paradisiaque de cette huile nourrissante pour le corps. Ses nacres illuminent la peau et la mettent en valeur au moindre mouvement. Agitez bien avant emploi.

RÉALISATION 15 MINUTES | COÛT €€ | NIVEAU FACILE | CONSERVATION 6 MOIS | TOUS TYPES DE PEAUX

Contenant

Un flacon 68 ml

Ingrédients

- **Cire émulsifiante n° 3 : ½ pelle de 2 ml (ou ½ cuillère à café)**
- **Macérât huileux de Vanille BIO : 30 ml**
- **Monoï BIO : 20 ml**
- **Actif Squalane végétal : 10 ml**
- **Fragrance cosmétique naturelle Moorea : 20 gouttes**
- **Mica Noisette : 1,5 pelle de 2 ml (ou 1 cuillère à café et demie)**

Matériel

- **Un bol**
- **Un mini-fouet**
- **Une pipette graduée de 10 ml**
- **Une pelle de dosage de 2 ml (ou une cuillère à café)**

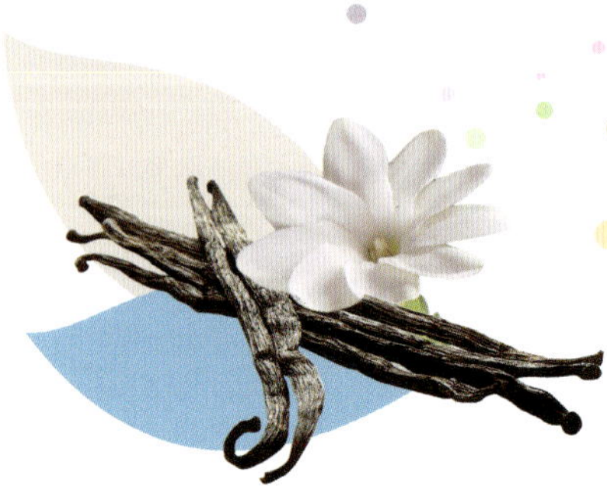

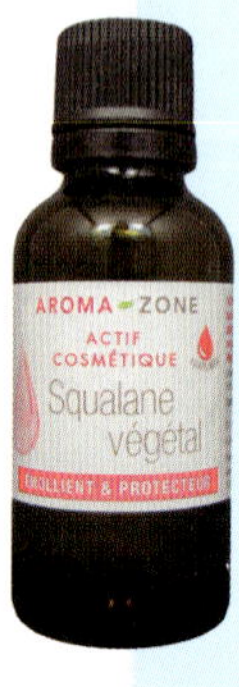

Zoom

Extrait de l'huile d'Olive, le Squalane végétal est un actif huileux au toucher soyeux non gras. Son excellente affinité avec la peau et le cheveu et ses propriétés émollientes en font un actif très apprécié. Le Squalane d'Olive aide à restaurer la barrière lipidique et protège la peau et le cheveu de la déshydratation.

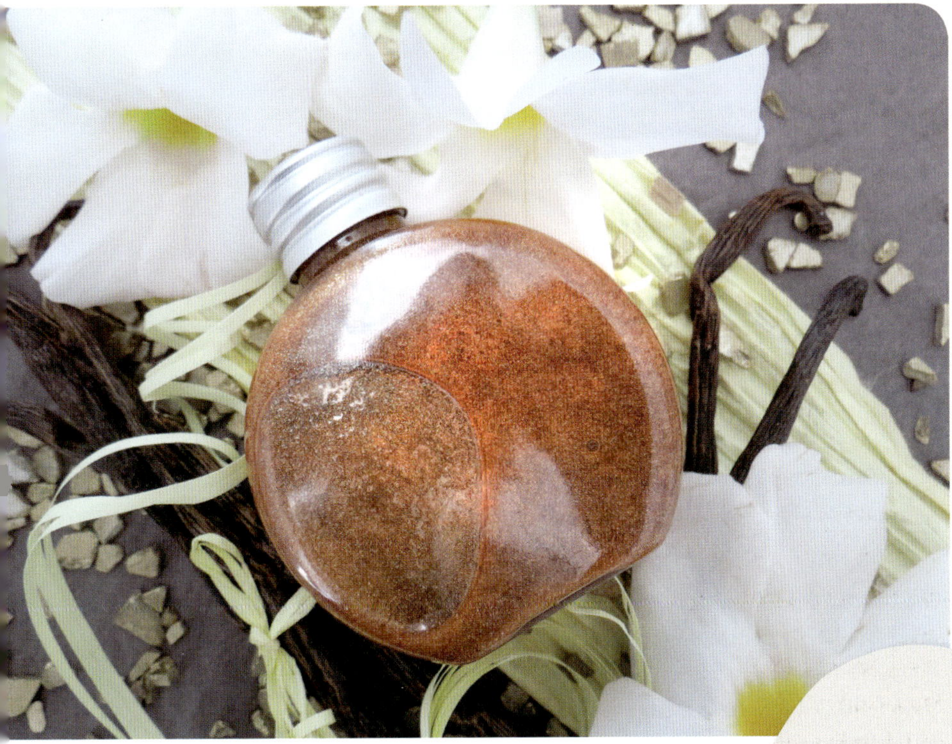

MISE EN ŒUVRE

- **Mettez dans un bol** la Cire émulsifiante, le macérât de Vanille, le Monoï et le Squalane végétal en les dosant à l'aide de la pipette. Si le Monoï est solide, faites-le fondre sous un filet d'eau chaude afin de le liquéfier pour le prélever.
- **Faites chauffer le bol** au bain-marie en mélangeant, puis retirez du feu lorsque la Cire émulsifiante est totalement fondue.
- **Mettez le bol dans un fond d'eau froide** jusqu'au refroidissement complet.
- **Ajoutez** la fragrance Moorea et le mica Noisette en mélangeant bien entre chaque ajout.
- **Transvasez la préparation** dans le flacon à l'aide de la pipette, si besoin.

Astuce

Ôtez avec précaution le codigoutte du Squalane pour le prélever à l'aide de la pipette graduée.

Huile de beauté capillaire au Monoï BIO

Une senteur florale riche et solaire de Monoï pour cette huile capillaire réparatrice et nourrissante. Elle s'applique sur les longueurs et les pointes, après le shampooing pour les cheveux secs ou avant le shampooing pour les autres types de cheveux.

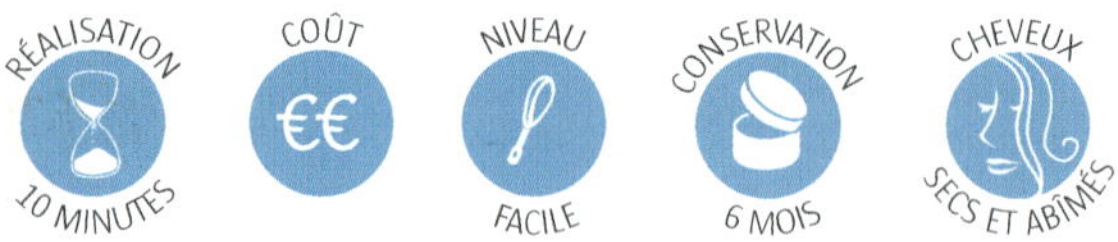

Contenant

Un flacon souple 60 ml avec capsule service

Ingrédients

- **Macérât huileux de Vanille BIO : 5 ml**
- **Monoï BIO : 45 ml**
- **Actif Squalane végétal : 10 ml**
- **Fragrance cosmétique naturelle Moorea : 40 gouttes**

Matériel

- **Un bol**
- **Un mini-fouet**
- **Une pipette graduée de 10 ml**

Astuce

Si l'huile de beauté est solide, faites-la fondre en passant le flacon sous un filet d'eau chaude.

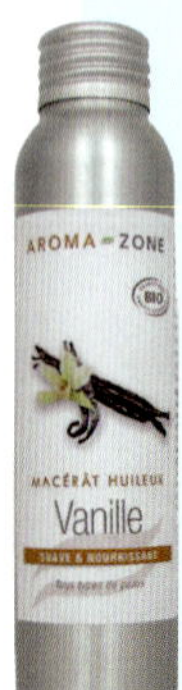

Zoom

L'odeur suave, envoûtante et sucrée de la Vanille Bourbon de Madagascar parfume ce macérât huileux de manière très gourmande. Assouplissant et pénétrant, le macérât huileux de Vanille rend la peau douce et souple. Il nourrit et répare également les cheveux secs et abîmés.

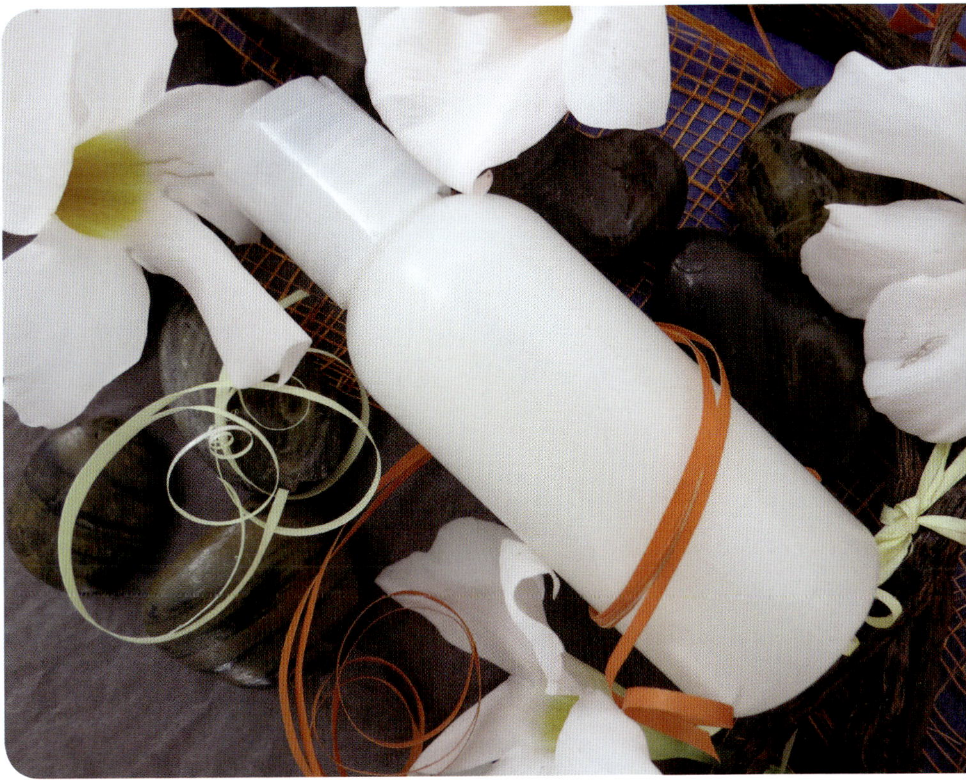

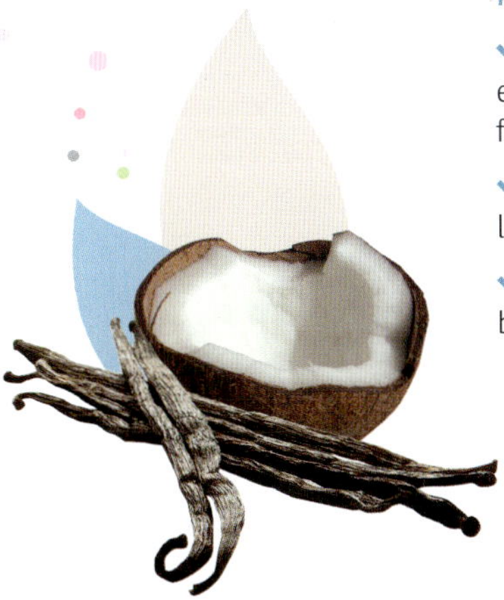

MISE EN ŒUVRE

✔ **Mettez dans un bol** le macérât de Vanille et le Monoï en les dosant à l'aide de la pipette. Au préalable, faites fondre le Monoï sous un filet d'eau chaude si nécessaire.

✔ **Ajoutez** le Squalane à l'aide de la pipette graduée, puis la fragrance Moorea. Mélangez bien entre chaque ajout.

✔ **Transvasez la préparation** dans le flacon à l'aide, si besoin, de la pipette.

Baume pour les cheveux « Délices des îles »

En été, protégez vos cheveux du soleil et de l'eau salée ou chlorée avec ce baume onctueux parfumé aux fleurs des îles. Et en hiver, évadez-vous avec ce soin exotique embellissant et réparateur.

Réalisation : 20 minutes | Coût : €€ | Niveau : facile | Conservation : 6 mois | Cheveux : secs et abîmés

Contenant

Un pot 50 ml

Ingrédients

- **Beurre végétal de Cupuaçu : 35 ml**
- **Macérât huileux de Vanille BIO : 5 ml**
- **Actif Squalane végétal : 10 ml**
- **Fragrance cosmétique naturelle Moorea : 20 gouttes**

Matériel

- **Deux bols**
- **Un mini-fouet**
- **Une pipette graduée de 10 ml**
- **Une cuillère à soupe**

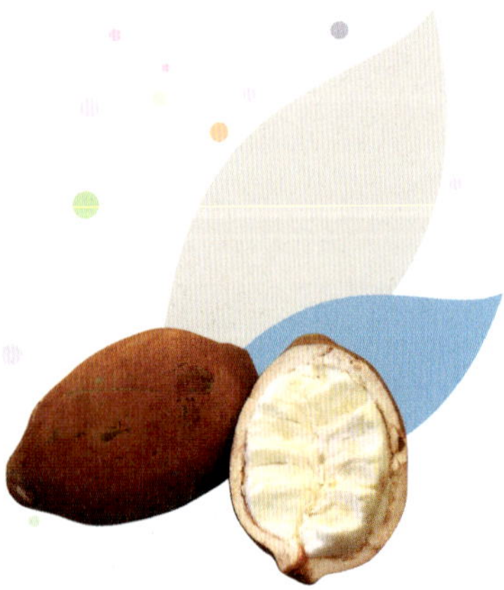

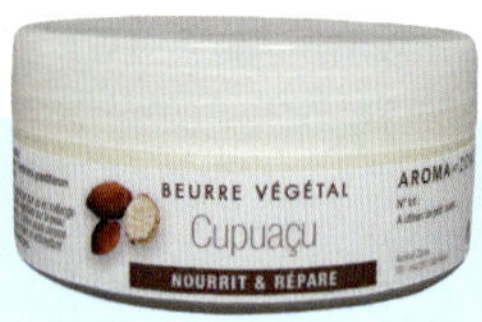

Zoom

Le Cupuaçu est un arbre de la même famille que le cacao que l'on retrouve au nord du Brésil à l'état sauvage. Son beurre aux arômes cacaotés est naturellement riche en phytostérols. Il est connu pour ses propriétés protectrices et réparatrices hors du commun.

MISE EN ŒUVRE

✔ **Faites fondre dans un bol** au bain-marie et à feu doux 10 cuillères à soupe de beurre de Cupuaçu. Retirez du feu, puis transférez dans un autre bol le volume nécessaire de beurre à l'aide d'une pipette.

✔ **Ajoutez** le macérât de Vanille et le Squalane à l'aide de la pipette graduée en mélangeant bien entre chaque ajout.

✔ **Placez pendant 5 minutes** la préparation au congélateur. Retirez du congélateur uniquement lorsque la préparation commence à se figer, c'est-à-dire à blanchir sur les bords du bol.

✔ **Ajoutez** la fragrance Moorea en mélangeant bien afin de former une pâte lisse et homogène.

✔ **Transvasez la préparation** dans le pot.

Astuce

Appliquez sur cheveux humides ou secs et massez pour faire pénétrer au cœur de la fibre capillaire. Éliminez le baume à l'aide d'un shampooing.

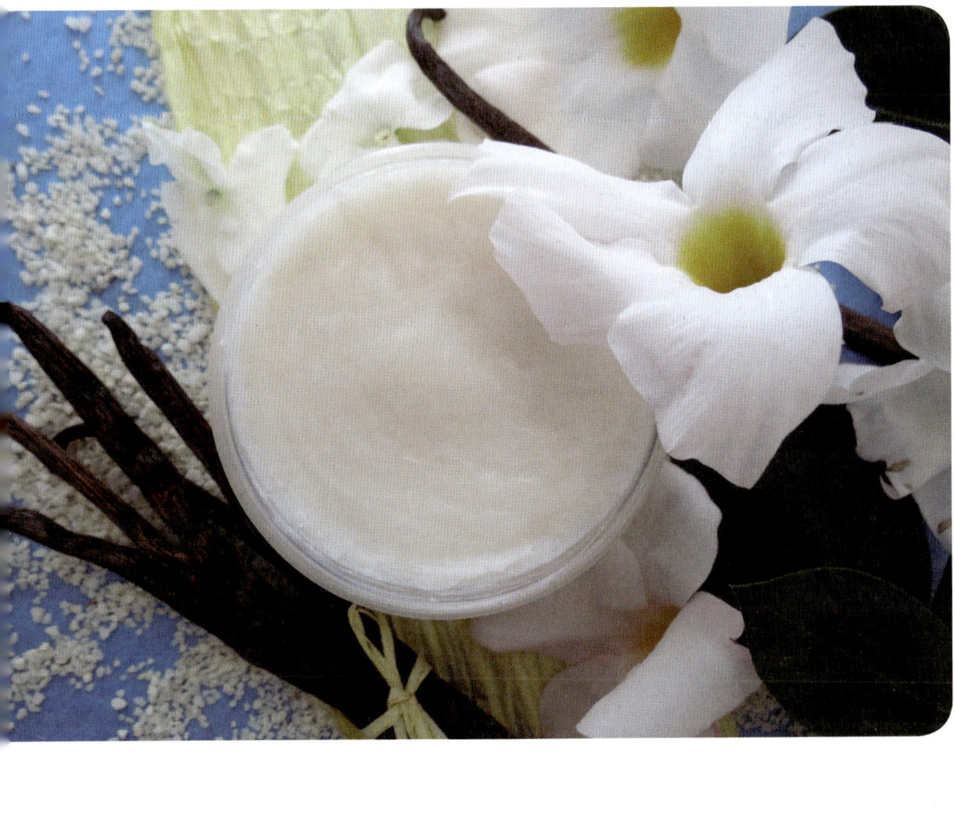

Masque capillaire « Douceur absolue »

Ce masque au Monoï BIO nourrit intensément les cheveux jusqu'au cœur de la fibre. Enveloppée d'un film protecteur, la chevelure retrouve toute sa souplesse. Appliquez ensuite le shampooing sur les longueurs essorées, laissez poser 5 à 10 minutes, puis rincez à l'eau claire.

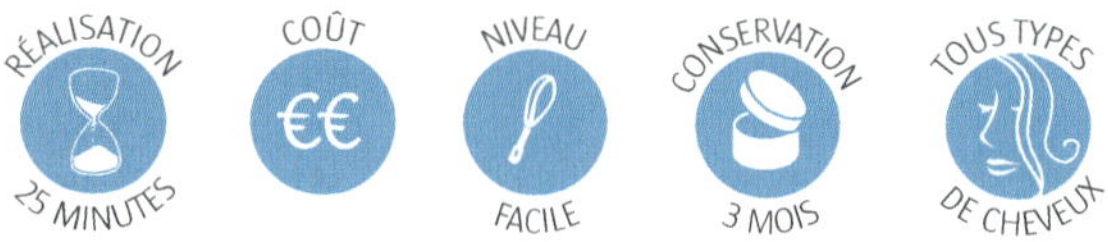
RÉALISATION 25 MINUTES
COÛT €€
NIVEAU FACILE
CONSERVATION 3 MOIS
TOUS TYPES DE CHEVEUX

Contenant

Un pot 100 ml

Ingrédients

- **Cire émulsifiante n° 3 : 6 pelles de 2 ml (ou 6 cuillères à café)**
- **Monoï BIO : 10 ml**
- **Eau minérale : 70 ml**
- **Actif Silicone végétal : 10 ml**
- **Actif Honeyquat : 5 ml**
- **Conservateur Cosgard : 20 gouttes**

Matériel

- **Deux bols**
- **Un mini-fouet**
- **Une pipette graduée de 10 ml**
- **Une cuillère de 0,5 ml**
- **Une pelle de dosage de 2 ml (ou une cuillère à café)**

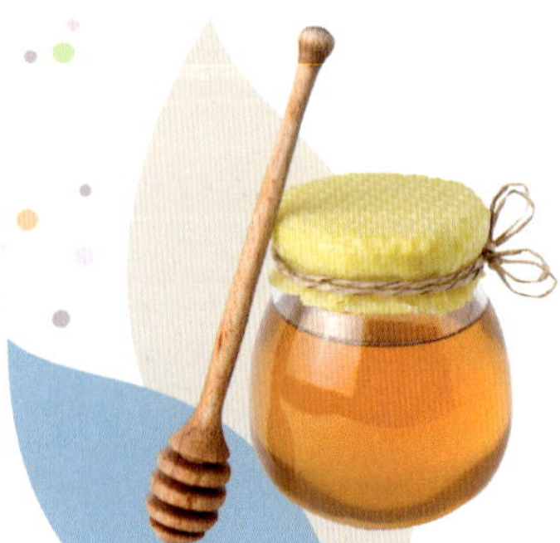

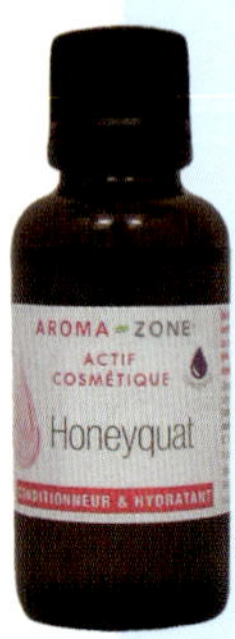
AROMA-ZONE
ACTIF COSMÉTIQUE
Honeyquat
CONDITIONNEUR & HYDRATANT

Zoom

Dérivé du miel, l'Honeyquat est un actif hydratant et conditionneur capillaire simple d'utilisation qui améliore la texture et la brillance des cheveux tout en facilitant le démêlage. Il s'utilise avec ou sans rinçage.

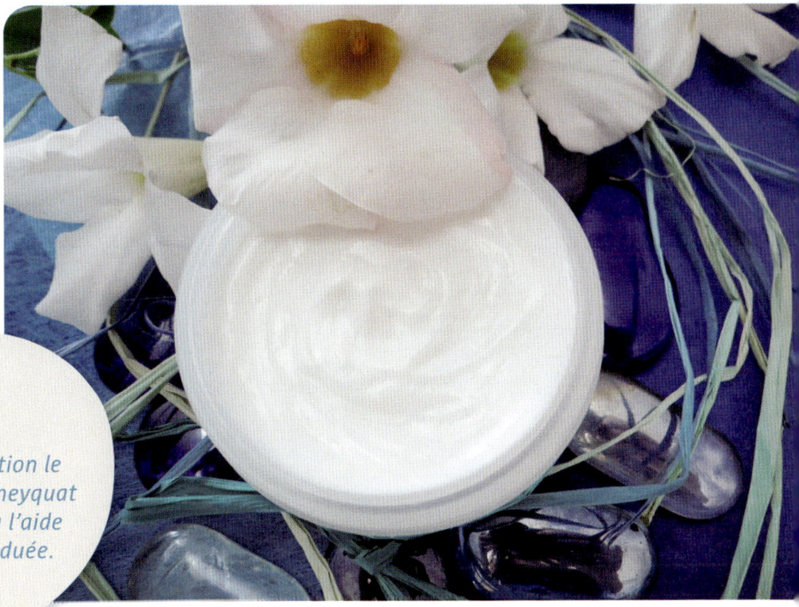

Astuce

Ôtez avec précaution le codigoutte de l'honeyquat pour le prélever à l'aide de la pipette graduée.

MISE EN ŒUVRE

✔ **Mettez dans un bol** la Cire émulsifiante n° 3 et le Monoï en le dosant à l'aide de la pipette. Si le Monoï est solide, faites-le fondre sous un filet d'eau chaude afin de le liquéfier pour le prélever.

✔ **Dans un autre bol,** transférez l'eau minérale à l'aide de la pipette.

✔ **Faites chauffer les deux bols** séparément au bain-marie.

✔ Lorsque la Cire émulsifiante est totalement fondue et que l'eau commence à frémir, **sortez les bols** du bain-marie.

✔ **Ajoutez lentement l'eau frémissante** dans l'autre bol sans cesser de remuer vigoureusement pendant environ 3 minutes.

✔ Toujours sans cesser d'agiter, **mettez le bol dans un fond d'eau froide** jusqu'au refroidissement complet.

✔ **Ajoutez** le Silicone végétal et l'Honeyquat en les dosant à l'aide de la pipette, puis le conservateur Cosgard en mélangeant bien entre chaque ajout.

✔ **Transvasez la préparation** dans le pot.

✔ **Utilisez une spatule** pour prélever le masque de façon hygiénique.

Shampooing 2 en 1 fortifiant et lissant au Silicone végétal

Un cocktail d'actifs lissants et disciplinants et une senteur des îles qui invitent au voyage pour ce shampooing qui rendra vos cheveux forts, brillants et faciles à coiffer.

Réalisation : 10 minutes
Coût : €€
Niveau : facile
Conservation : 3 mois
Tous types de cheveux

Contenant

Un flacon 200 ml avec capsule service

Ingrédients

- **Base lavante neutre BIO : 180 ml**
- **Actif Silicone végétal : 10 ml**
- **Actif Honeyquat : 10 ml**
- **Fragrance cosmétique naturelle Moorea : 40 gouttes**

Matériel

- **Un bol**
- **Un mini-fouet**
- **Une pipette graduée de 10 ml**
- **Un bécher gradué de 100 ml**

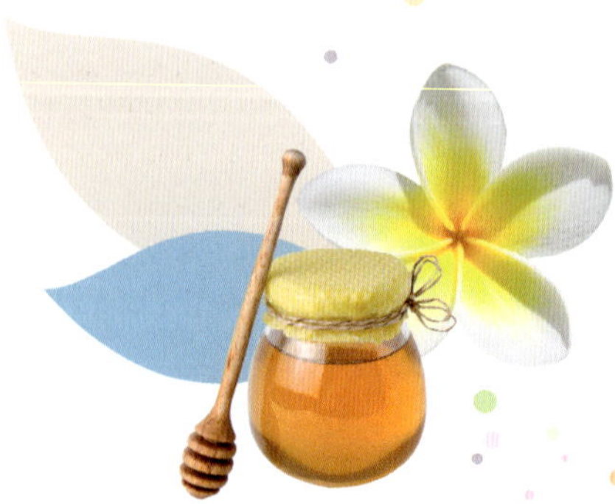

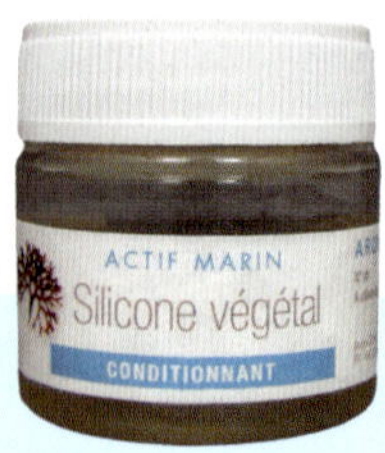

Zoom

Extrait d'algues rouges très riche en carraghénanes et en minéraux, le Silicone végétal renforce le film hydrolipidique de la peau et du cheveu et prévient son dessèchement. C'est aussi un actif capillaire lissant, réparateur et conditionneur.

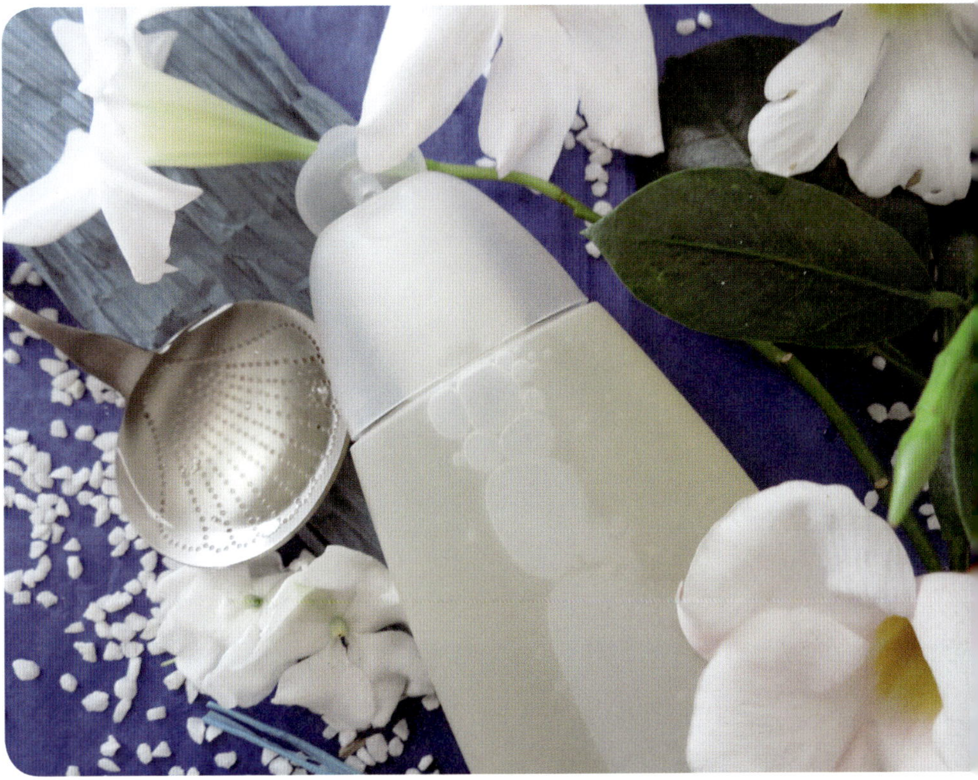

MISE EN ŒUVRE

- **Dosez la Base lavante neutre** avec le bécher et mettez-la dans un bol.
- **Ajoutez** le Silicone végétal et l'Honeyquat à l'aide de la pipette graduée, puis la fragrance Moorea en mélangeant bien entre chaque ajout.
- **Transvasez la préparation** dans le flacon.

Astuce

Ôtez avec précaution le codigoutte de l'honeyquat pour le prélever à l'aide de la pipette graduée.

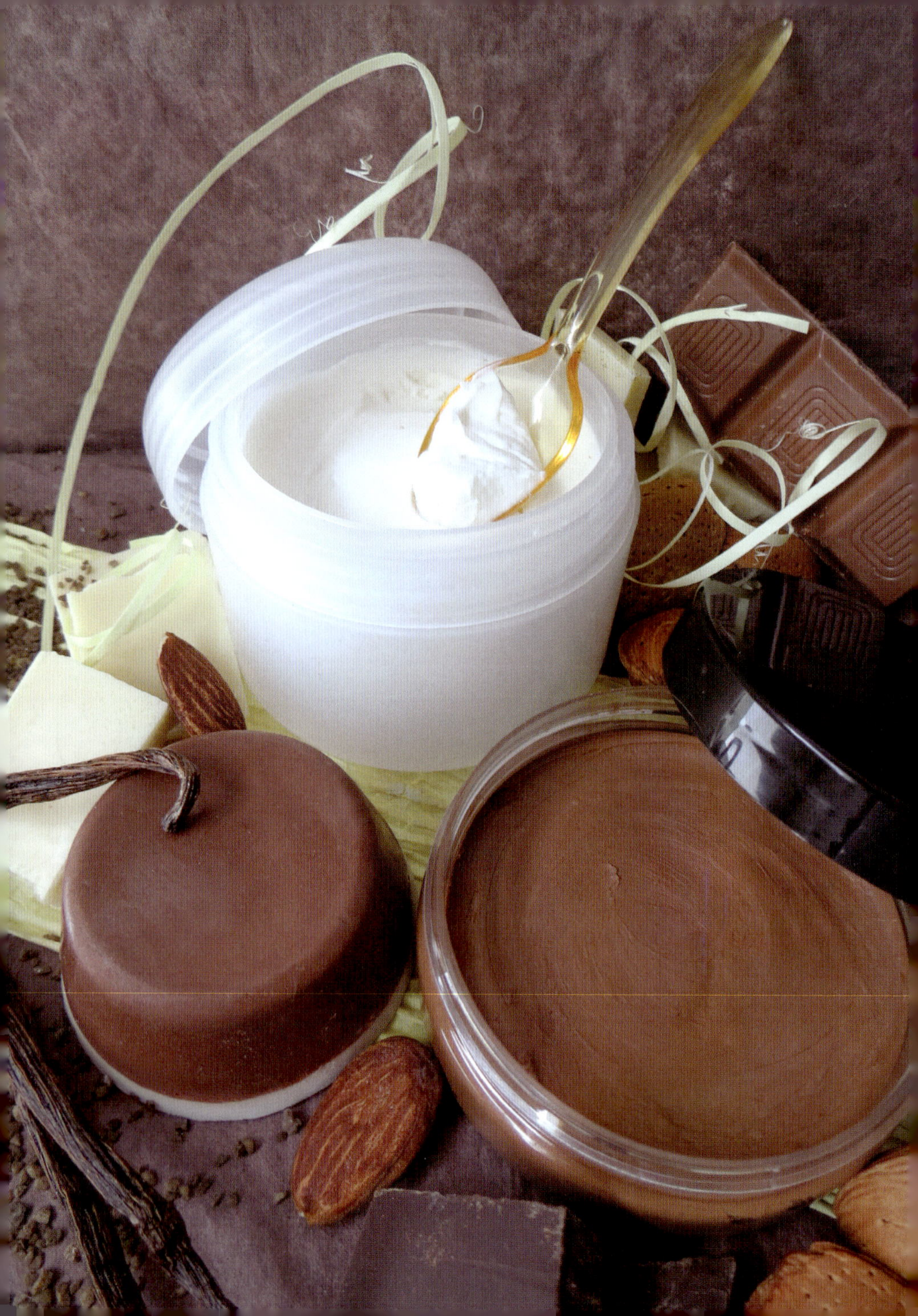

Gourmandises chocolatées

Délicieux mariage du cacao blanc avec la vanille et l'amande pour des soins visage, corps et cheveux gourmands, chaleureux et réconfortants.

Les recettes

Masque visage tout Chocolat
Stick à lèvres « Douceur Cacaotée »
Mousse de Chocolat blanc pour le corps
Baume fondant pour le corps « Body butter »
Huile de massage Vanille & Amande douce
Savon tout doux au Lait d'Amande
Savon gourmand « Chocolat au lait »
Poudre de Lait apaisante pour le bain
Soin démêlant nutrition au Cacao

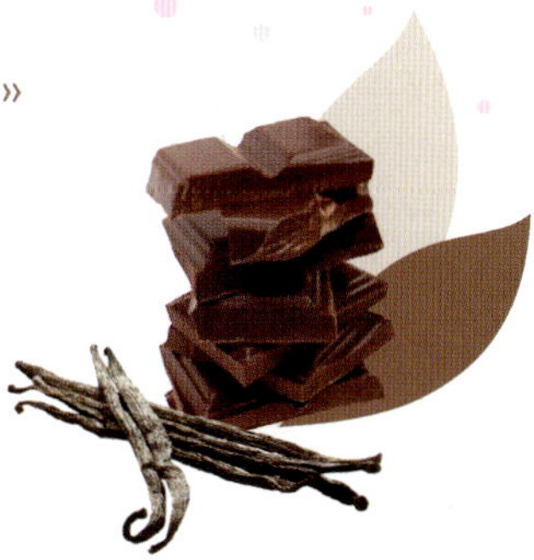

Les ingrédients

- **Beurre végétal de Cacao blanc BIO**
- **Macérât huileux de Vanille BIO**
- **Huile végétale d'Amande douce BIO**
- **Base de savon Melt & Pour blanche BIO**
- **Lait d'Amande douce en poudre BIO**
- **Extrait aromatique de Chocolat BIO**
- **Fragrance cosmétique naturelle Body butter**
- **Mica Bronze**
- **Argile rouge**
- **Émulsifiant Olivem 1000**
- **Émulsifiant BTMS**
- **Conservateur Cosgard**

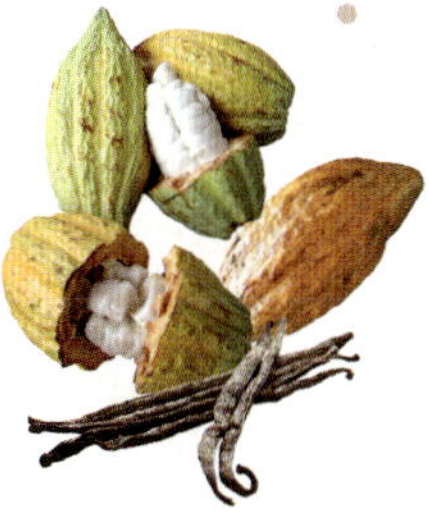

Masque visage tout Chocolat

Le chocolat s'invite dans votre salle de bains avec ce masque crémeux et exquis. Il illumine votre teint et apporte souplesse, éclat et douceur à votre peau.

RÉALISATION 25 MINUTES | COÛT € | NIVEAU FACILE | CONSERVATION 1 MOIS | TOUS TYPES DE PEAUX

Contenant

Un pot 50 ml

Ingrédients

- **Beurre végétal de Cacao blanc BIO : 5 ml**
- **Émulsifiant Olivem 1000 : 2,5 pelles de 2 ml (ou ½ cuillère à soupe)**
- **Eau minérale : 30 ml**
- **Argile rouge : 9 pelles de 2 ml (ou 2 cuillères à soupe)**
- **Extrait aromatique de Chocolat BIO : 20 gouttes**
- **Conservateur Cosgard : 11 gouttes**

Matériel

- **Deux bols**
- **Un mini-fouet**
- **Une pipette graduée de 10 ml**
- **Une pelle de dosage de 2 ml (ou une cuillère à soupe)**

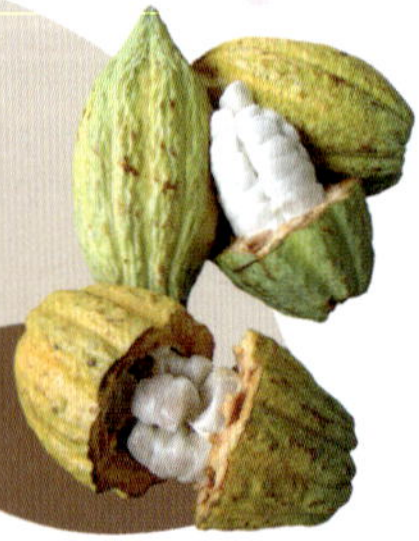

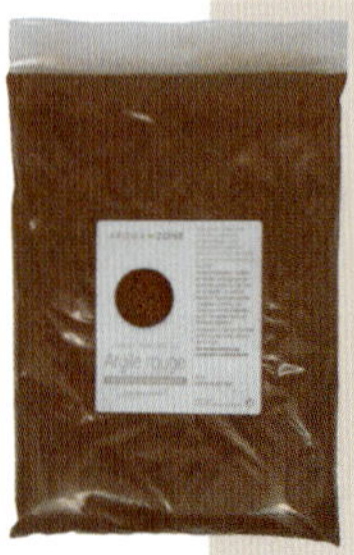

Zoom

Riche en oxyde de fer, l'Argile rouge redonne éclat et luminosité aux teints fatigués et brouillés et apaise les inflammations cutanées. Elle est idéale en masque pour détoxifier et raviver les peaux ternes.

Astuce

Nous vous conseillons d'utiliser une spatule pour prélever votre masque avec une hygiène parfaite.

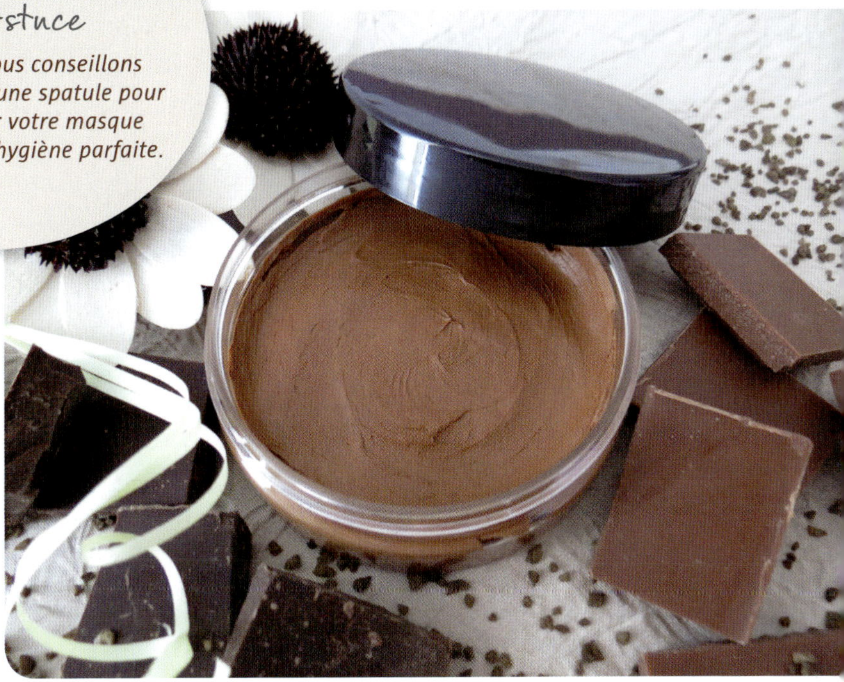

MISE EN ŒUVRE

- **Faites fondre** dans un bol au bain-marie et à feu doux 1 cuillère à soupe de beurre de Cacao blanc. **Retirez du feu, puis transférez** dans un autre bol le volume nécessaire de beurre à l'aide de la pipette.
- **Ajoutez** l'émulsifiant Olivem 1000.
- **Dans un autre bol,** transférez l'eau minérale à l'aide de la pipette également.
- **Faites chauffer les deux bols** séparément au bain-marie.
- Lorsque l'émulsifiant Olivem 1000 est totalement fondu et que l'eau minérale commence à frémir, **sortez les bols** du bain-marie.
- **Ajoutez lentement l'eau frémissante** dans l'autre bol sans cesser d'agiter vigoureusement pendant environ 3 minutes.
- Toujours en remuant, **mettez le bol dans un fond d'eau froide** jusqu'au refroidissement complet.
- **Ajoutez** l'Argile rouge, l'extrait aromatique de Chocolat et le conservateur Cosgard. Mélangez bien entre chaque ajout.
- **Transvasez la préparation** dans le pot.

Stick à lèvres « Douceur Cacaotée »

Ce baume gourmand au goût délicatement chocolaté donnera une touche nacrée à vos lèvres tout en leur apportant confort, nutrition et protection. Pour des lèvres à croquer !

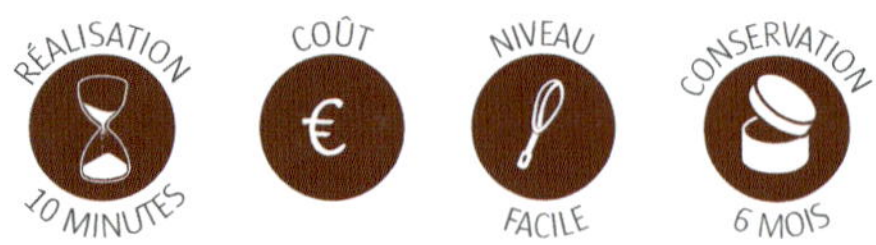

Contenant

Un tube baume à lèvres

Ingrédients

- **Beurre végétal de Cacao blanc BIO : 9 ml**
- **Huile végétale d'Amande douce BIO : 0,5 ml**
- **Extrait aromatique de Chocolat BIO : 1 goutte**
- **Mica Bronze : 1 pointe de couteau**

Matériel

- **Un bol**
- **Un mini-fouet**
- **Une pipette graduée de 10 ml**

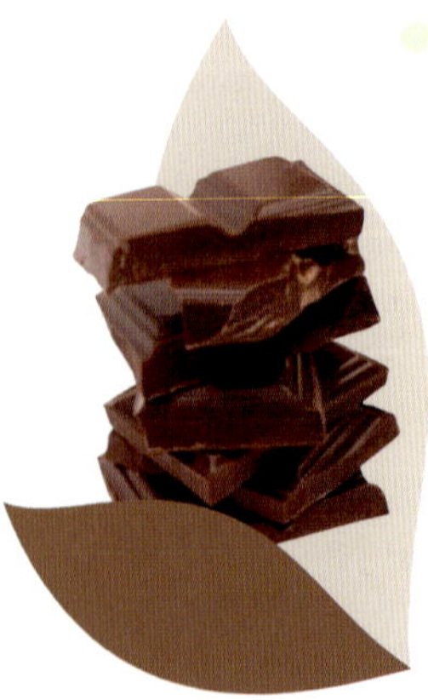

Zoom

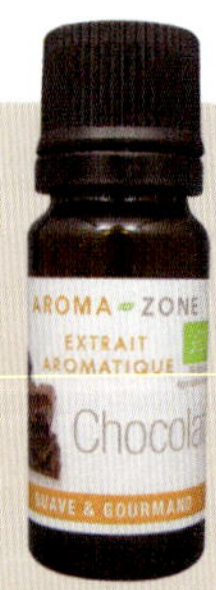

L'extrait aromatique de Chocolat à l'odeur cacaotée délicieuse et chaleureuse se marie à merveille avec le beurre de cacao, la menthe ou les agrumes pour obtenir des soins chocolatés gourmands. Vous pouvez également utiliser cet extrait dans vos desserts.

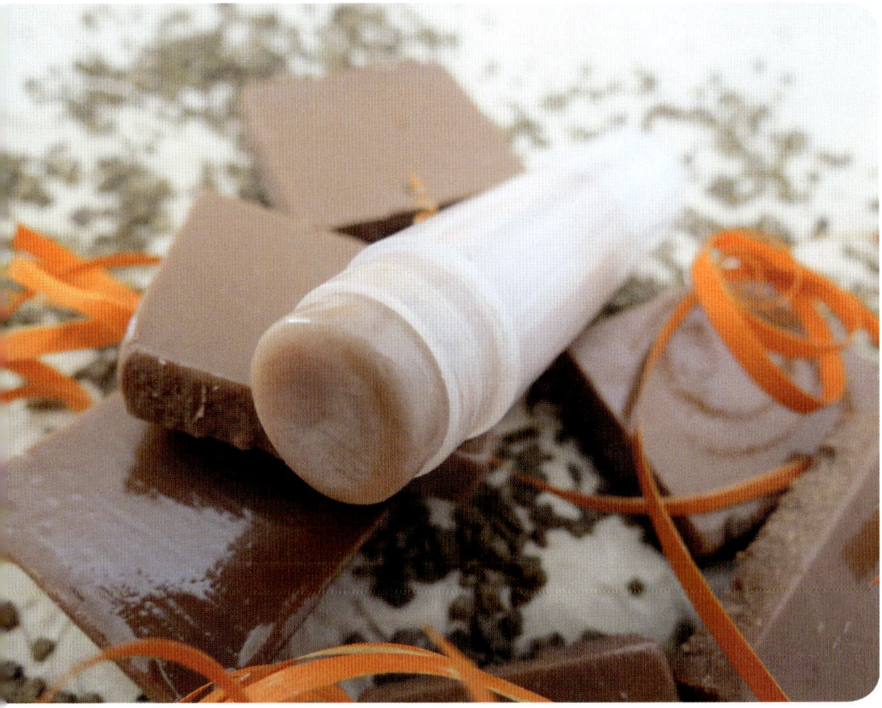

MISE EN ŒUVRE

✔ **Faites fondre** dans un bol au bain-marie et à feu doux 2 cuillères à soupe de beurre de Cacao blanc. **Retirez du feu, puis transférez** dans un autre bol le volume nécessaire de beurre à l'aide de la pipette.

✔ **Ajoutez** l'huile d'Amande douce à l'aide de la pipette, puis l'extrait aromatique de Chocolat et le mica Bronze en mélangeant bien entre chaque ajout.

✔ Avant coulage, **vérifiez** que le piston est positionné en bas du tube ; si ce n'est pas le cas, tournez la molette dans le sens des aiguilles d'une montre pour le faire descendre.

✔ **Coulez la préparation** dans le tube.

✔ **Laissez refroidir** pendant 12 heures avant utilisation.

Astuce

Vous pouvez passer le flacon d'extrait aromatique de Chocolat sous un filet d'eau chaude pour le rendre plus fluide.

Mousse de Chocolat blanc pour le corps

Cette crème à la texture « mousse » fond sur la peau en laissant une odeur subtile de Chocolat blanc. Riche en beurre de cacao, ce soin est idéal pour nourrir les peaux sèches ou desquamées. Utilisez une spatule pour prélever votre préparation avec une hygiène parfaite.

Réalisation : 25 minutes
Coût : €
Niveau : intermédiaire
Conservation : 3 mois
Tous types de peaux

Contenant

Un pot 100 ml

Ingrédients

- **Beurre végétal de Cacao blanc BIO : 20 ml**
- **Émulsifiant Olivem 1000 : 5 pelles de 2 ml (ou 5 cuillères à café)**
- **Eau minérale : 80 ml**
- **Fragrance cosmétique naturelle Body butter : 2 gouttes**
- **Conservateur Cosgard : 20 gouttes**

Matériel

- **Deux bols**
- **Un batteur-mousseur électrique**
- **Une pipette graduée de 10 ml**
- **Une pelle de dosage de 2 ml (ou une cuillère à café)**

Astuce

Vous pouvez utiliser un thermomètre pour contrôler la température de vos bols lors de la chauffe. L'émulsion est optimale lorsque les deux sont à 70 °C.

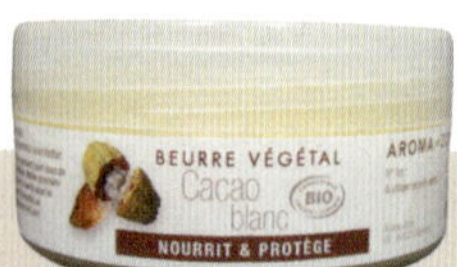

Zoom

Le beurre de Cacao blanc à la délicate odeur chocolatée est riche en actifs antioxydants, apaisants et raffermissants. Il donne une senteur subtile et gourmande de chocolat blanc à vos baumes à lèvres et crèmes pour le corps !

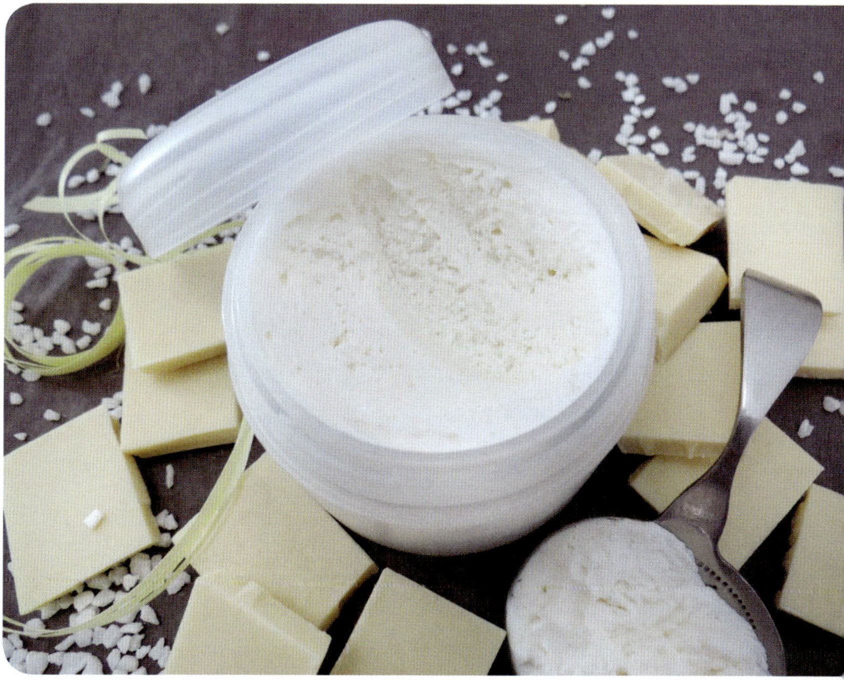

MISE EN ŒUVRE

✔ **Faites fondre** dans un bol au bain-marie à feu doux 4 cuillères à soupe de beurre de Cacao blanc. Retirez du feu, puis transférez dans un autre bol le volume nécessaire de beurre en le dosant à l'aide de la pipette.

✔ **Ajoutez** l'émulsifiant Olivem 1000.

✔ **Dans un autre bol,** transférez l'eau minérale à l'aide de la pipette.

✔ **Faites chauffer les deux bols** séparément au bain-marie.

✔ Lorsque l'émulsifiant Olivem 1000 est totalement fondu et que l'eau minérale commence à frémir, **sortez les bols** du bain-marie.

✔ **Ajoutez lentement l'eau frémissante** dans l'autre bol sans cesser d'agiter vigoureusement pendant environ 3 minutes à l'aide du batteur-mousseur (mobile fouet).

✔ **Mettez le bol dans un fond d'eau froide** et agitez jusqu'au refroidissement complet.

✔ **Ajoutez** la fragrance Body butter et le conservateur Cosgard en mélangeant bien entre chaque ajout.

✔ **Transvasez la préparation** dans le pot.

✔ **Laissez reposer** votre préparation sans y toucher pendant 24 heures afin d'obtenir une belle texture mousseuse.

Baume fondant pour le corps « Body butter »

Fondez pour ce baume gourmand aux notes d'Amande cacaotée. Riche et onctueux, ce soin est idéal pour nourrir et protéger les zones très sèches du corps (mains, pieds, coudes, genoux…).

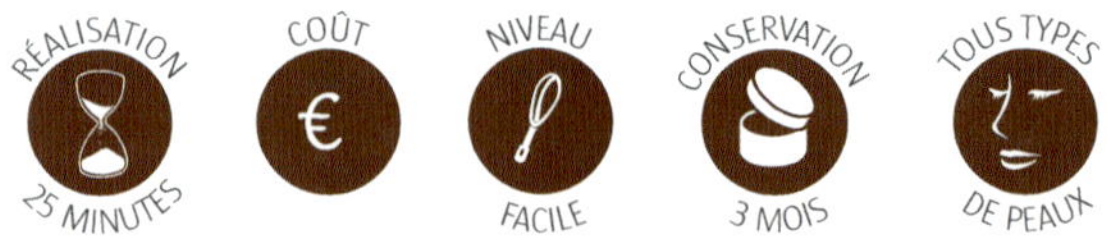

Contenant

Un pot 65 ml

Ingrédients

- Beurre végétal de Cacao blanc BIO : 5 ml
- Émulsifiant Olivem 1000 : 5 pelles de 2 ml (ou 5 cuillères à café)
- Huile végétale d'Amande douce BIO : 20 ml
- Eau minérale : 40 ml
- Mica Bronze : 1 cuillère de 0,5 ml
- Fragrance cosmétique naturelle Body butter : 55 gouttes
- Conservateur Cosgard : 14 gouttes

Matériel

- Deux bols
- Un mini-fouet
- Une pipette graduée de 10 ml
- Une cuillère de 0,5 ml
- Une pelle de dosage de 2 ml (ou une cuillère à café)

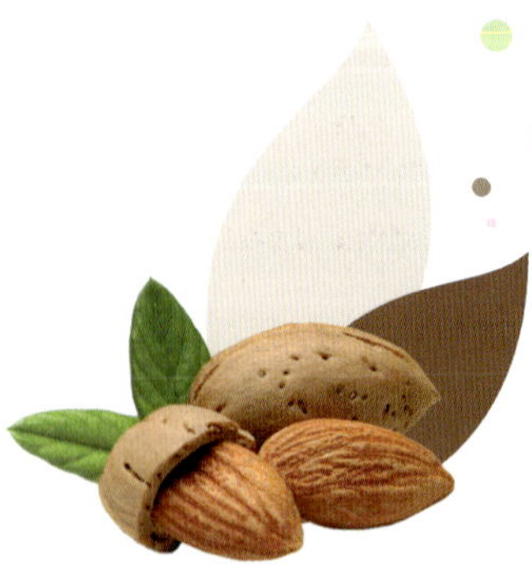

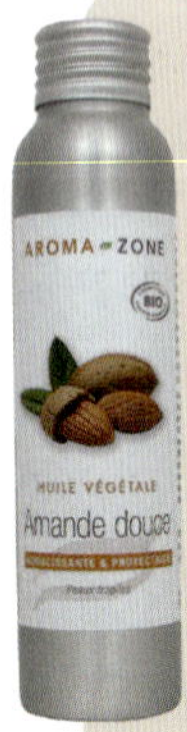

Zoom

L'huile d'Amande douce, connue depuis l'Antiquité, est largement utilisée pour son action apaisante, réparatrice et adoucissante sur les peaux irritées et sèches. Son toucher nourrissant et sa délicate odeur en font un soin très apprécié.

Astuce

Nous vous conseillons d'utiliser une spatule pour prélever votre baume avec une hygiène parfaite.

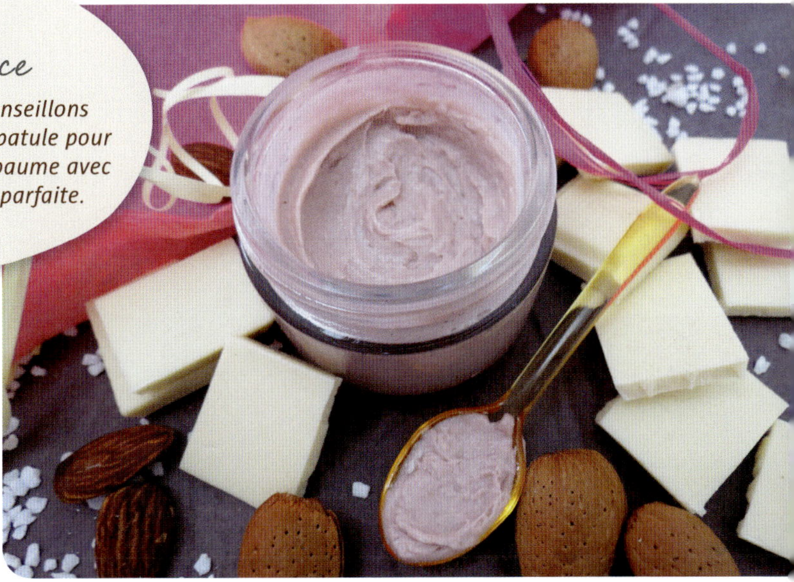

MISE EN ŒUVRE

✔ **Faites fondre** dans un bol au bain-marie et à feu doux 1 cuillère à soupe de beurre de Cacao blanc. **Retirez du feu, puis transférez** dans un autre bol le volume nécessaire de beurre à l'aide de la pipette.

✔ **Ajoutez** l'émulsifiant Olivem 1000, puis l'huile d'Amande douce en la dosant à l'aide de la pipette.

✔ **Dans un autre bol,** transférez l'eau minérale à l'aide de la pipette.

✔ **Faites chauffer les deux bols** séparément au bain-marie.

✔ Lorsque l'émulsifiant Olivem 1000 est totalement fondu et que l'eau minérale commence à frémir, **sortez les bols** du bain-marie.

✔ **Ajoutez lentement l'eau frémissante** dans l'autre bol sans cesser de remuer vigoureusement pendant environ 3 minutes.

✔ Toujours en agitant, **mettez le bol dans un fond d'eau froide** jusqu'au refroidissement complet.

✔ **Ajoutez** le mica Bronze, la fragrance Body butter et le conservateur Cosgard en mélangeant bien entre chaque ajout.

✔ **Transvasez la préparation** dans le pot.

Huile de massage Vanille & Amande douce

Cette huile de massage 100 % naturelle au parfum gourmand et sensuel éveille vos sens et harmonise corps et esprit. Hautement nutritive et délicieusement enivrante, elle est à consommer sans modération !

RÉALISATION 10 MINUTES | COÛT €€ | NIVEAU FACILE | CONSERVATION 6 MOIS | TOUS TYPES DE PEAUX

Contenant

Un flacon souple 60 ml avec capsule service

Ingrédients

- **Huile végétale d'Amande douce BIO : 40 ml**
- **Macérât huileux de Vanille BIO : 20 ml**
- **Fragrance cosmétique naturelle Body butter : 30 gouttes**

Matériel

- **Un bol**
- **Un mini-fouet**
- **Une pipette graduée de 10 ml**

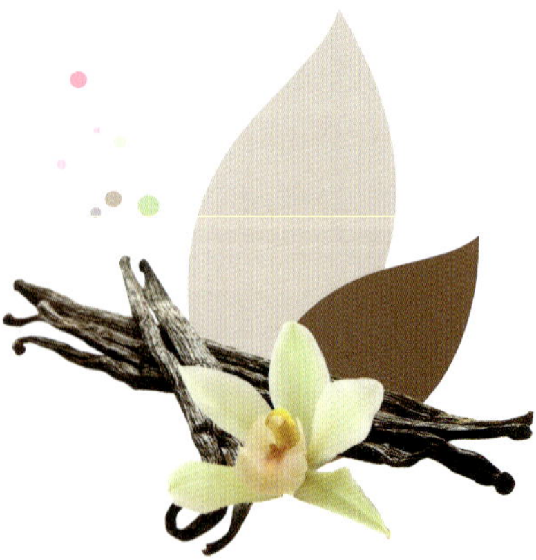

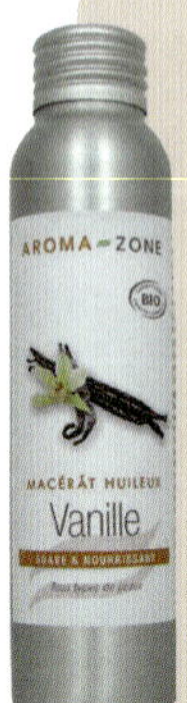

Zoom

L'odeur suave, envoûtante et sucrée de la Vanille Bourbon de Madagascar parfume cette huile de manière très gourmande. Assouplissante et pénétrante, elle rend la peau plus élastique, douce et satinée.

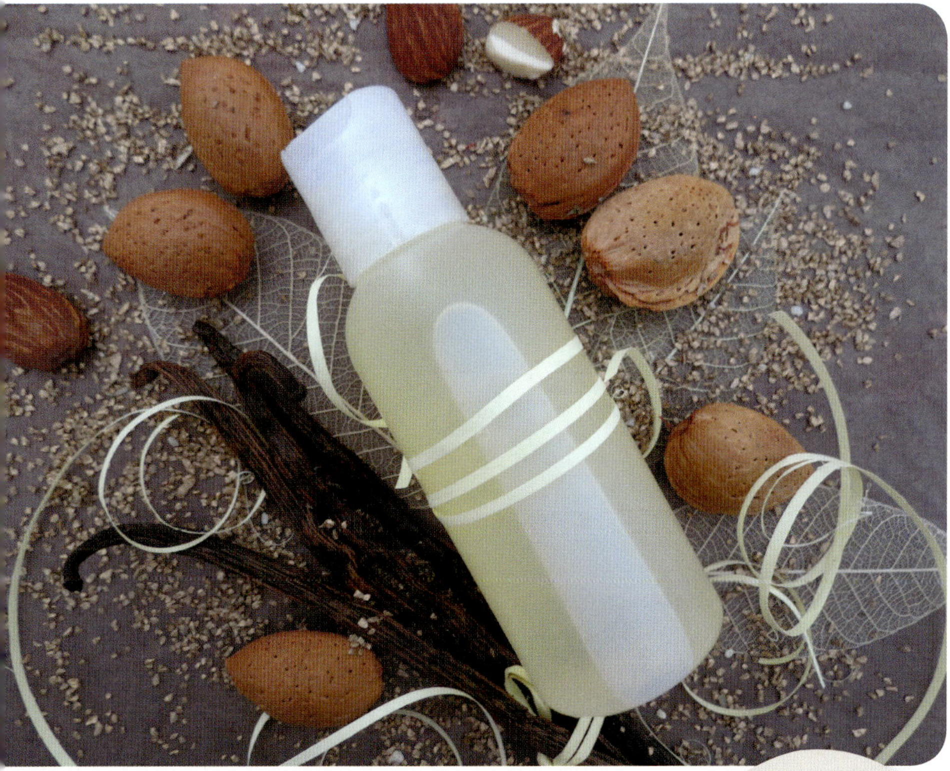

MISE EN ŒUVRE

✔ **Mettez l'huile d'Amande douce dans un bol** en la dosant à l'aide de la pipette.

✔ **Ajoutez** le macérât de Vanille et la fragrance Body butter en mélangeant bien entre chaque ajout.

✔ **Transvasez la préparation** dans le flacon si besoin à l'aide de la pipette.

Astuce

Encore plus simple : ajoutez directement tous les ingrédients dans le flacon, puis agitez. C'est prêt !

Savon tout doux au Lait d'Amande

Ce savon très doux, enrichi en Lait d'Amande douce, connu pour apaiser et adoucir la peau, convient parfaitement pour la toilette des peaux sensibles.

Réalisation : 15 minutes
Coût : €
Niveau : facile
Conservation : 6 mois
Tous types de peaux

Contenant

Moule à savon de 65 g

Ingrédients

- **Base de savon Melt & Pour blanche : 55 g ou 1/8e de pain de savon**
- **Lait d'Amande douce en poudre BIO : 4,5 pelles de 2 ml (ou 4 cuillères à café et demie)**
- **Mica Bronze : 3 cuillères de 0,5 ml**
- **Fragrance cosmétique naturelle Body butter : 2 ml**

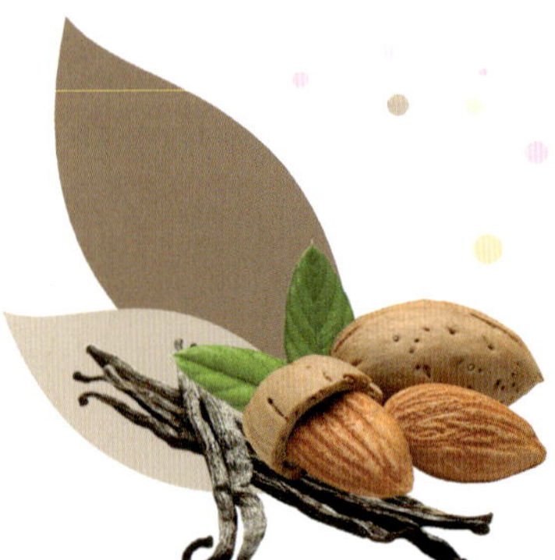

Matériel

- **Deux bols**
- **Un mini-fouet**
- **Une pipette graduée de 10 ml**
- **Une cuillère de 0,5 ml**
- **Une pelle de dosage de 2 ml (ou une cuillère à café)**

Zoom

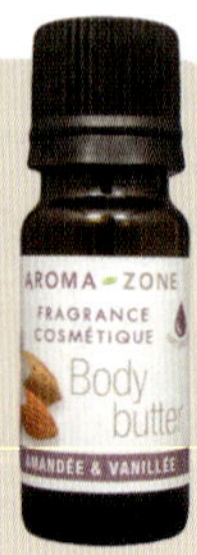

La fragrance cosmétique Body butter est 100 % naturelle. Elle a été développée par des « nez » français dans une maison de parfumerie de Grasse. C'est une fragrance cosmétique très fine et de haute qualité. Son côté amandé et vanillé, ses notes de têtes légères et aquatiques et son cœur de fleur exotique invitent au voyage.

MISE EN ŒUVRE

✔ **Découpez la Base de savon** Melt & Pour blanche en 8 parts égales à l'aide d'un couteau.

✔ **Dans un bol,** faites fondre au bain-marie et à feu doux l'une des 8 parts de Base de savon, puis retirez du feu.

✔ **Transférez** deux tiers de la Base de savon dans un autre bol, ajoutez le lait d'Amande en poudre, puis mélangez (préparation blanche).

✔ **Coulez la préparation** blanche dans un moule et laissez-la figer.

✔ Dans le tiers restant, **ajoutez** le mica Bronze, puis la fragrance cosmétique Body butter à l'aide de la pipette et **mélangez** (préparation marron).

✔ **Coulez la préparation** marron dans le moule sur la préparation blanche figée.

✔ **Laissez le savon durcir** avant de le démouler, puis laissez-le **sécher** environ 24 heures avant utilisation.

Astuce

Si votre préparation devient trop épaisse, faites-la très légèrement réchauffer au bain-marie.

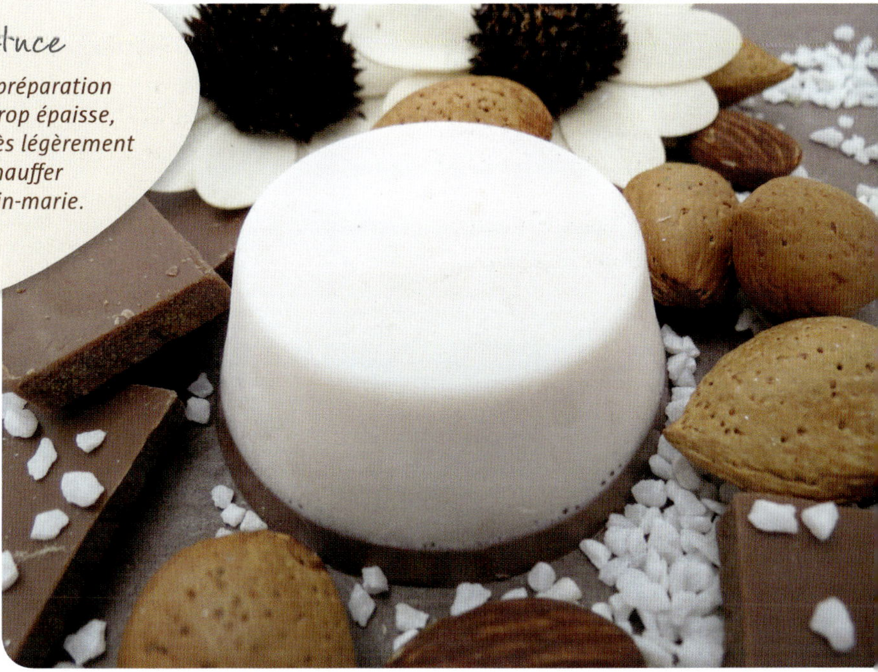

Savon gourmand « Chocolat au lait »

Ce savon au chocolat lacté est un véritable délice pour les gourmands. Riche en lait d'Amande, il n'assèche pas et laisse la peau douce, souple et délicatement parfumée.

RÉALISATION 25 MINUTES | COÛT € | NIVEAU FACILE | CONSERVATION 6 MOIS | TOUS TYPES DE PEAUX

Contenant

Moule à savon de 65 g

Ingrédients

- **Base de savon Melt & Pour blanche : 55 g ou 1/8e de pain de savon**
- **Extrait aromatique de Chocolat BIO : 2 ml**
- **Fragrance cosmétique naturelle Body butter : 18 gouttes**
- **Mica Bronze : 3 cuillères de 0,5 ml**
- **Lait d'Amande douce en poudre BIO : 2 pelles de 2 ml (ou 2 cuillères à café)**

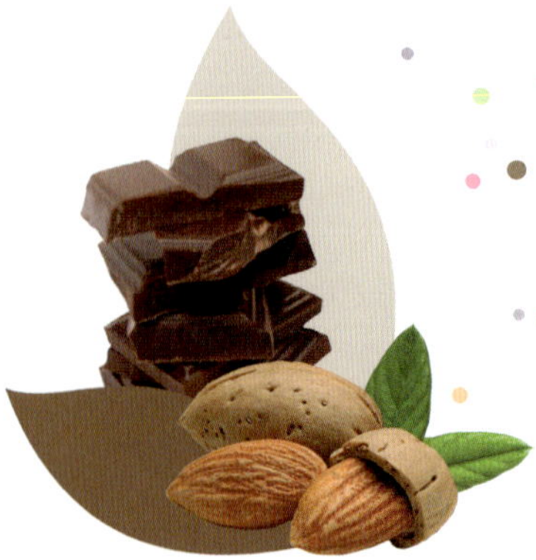

Matériel

- **Deux bols**
- **Un mini-fouet**
- **Une pipette graduée de 10 ml**
- **Une cuillère de 0,5 ml**
- **Une pelle de dosage de 2 ml (ou une cuillère à café)**

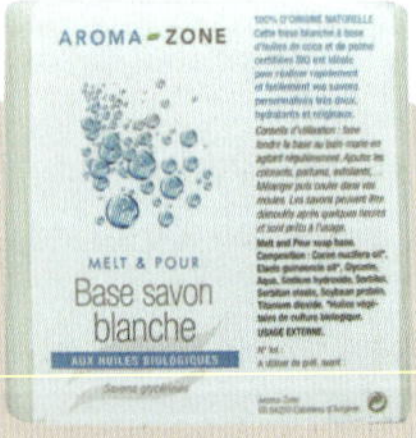

Zoom

La base de savon Melt & Pour blanche d'origine naturelle est formulée à partir d'huiles végétales biologiques et permet de réaliser facilement des savons personnalisés. La couleur blanche pure de cette base est idéale pour obtenir toutes sortes de teintes.

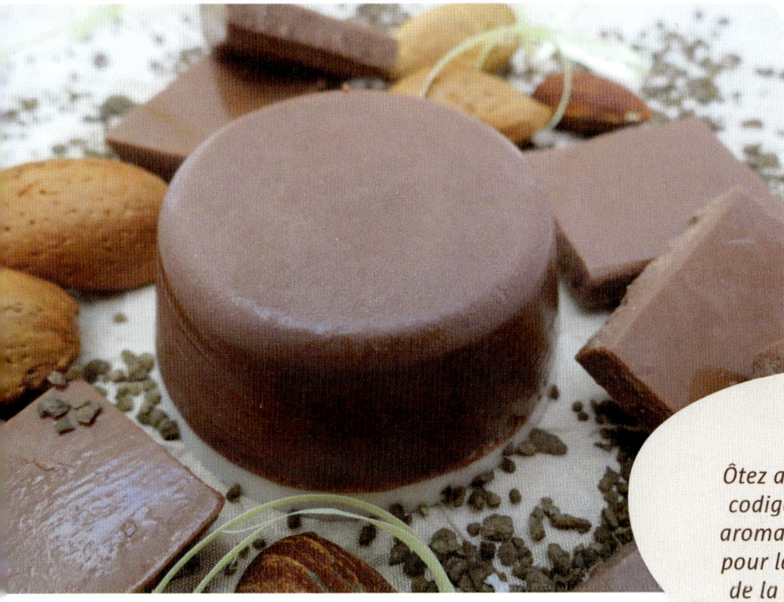

Astuce

Ôtez avec précaution le codigoutte de l'extrait aromatique de chocolat pour le prélever à l'aide de la pipette graduée.

MISE EN ŒUVRE

✔ **Découpez la Base de savon** Melt & Pour blanche en 8 parts égales à l'aide d'un couteau.

✔ **Dans un bol,** faites fondre au bain-marie et à feu doux l'une des 8 parts de Base de savon, puis retirez du feu.

✔ **Transférez** deux tiers de la Base de savon dans un autre bol, ajoutez l'extrait aromatique de Chocolat à l'aide de la pipette, puis la fragrance Body butter et le mica Bronze en mélangeant bien entre chaque ajout (préparation marron).

✔ **Coulez la préparation** marron dans un moule et laissez-la figer.

✔ Dans le tiers restant, **ajoutez** le lait d'Amande en poudre, puis **mélangez** (préparation blanche).

✔ **Coulez la préparation blanche** dans le moule sur la préparation marron figée.

✔ **Laissez le savon durcir** avant de le démouler, puis laissez-le **sécher** environ 24 heures avant utilisation. Vous pouvez faire figer le savon au congélateur pour le démouler plus rapidement.

Poudre de Lait apaisante pour le bain

Versez le contenu du tube dans l'eau du bain pour un moment de bien-être et de relaxation absolue. Riche en lait d'Amande douce et en argile rouge, cette poudre de bain apporte douceur et nutrition à la peau.

RÉALISATION 5 MINUTES | COÛT € | NIVEAU FACILE | CONSERVATION 6 MOIS | TOUS TYPES DE PEAUX

Contenant

Un tube en verre 30 ml

Ingrédients

- **Lait d'Amande douce en poudre BIO : 10 pelles de 2 ml (ou 10 cuillères à café)**
- **Argile rouge : ½ pelle de 2 ml (ou ½ cuillère à café)**
- **Mica Bronze : ½ cuillère de 0,5 ml**
- **Fragrance cosmétique naturelle Body butter : 9 gouttes**

Matériel

- **Un bol**
- **Un mini-fouet**
- **Une cuillère de 0,5 ml**
- **Une pelle de dosage de 2 ml (ou une cuillère à café)**

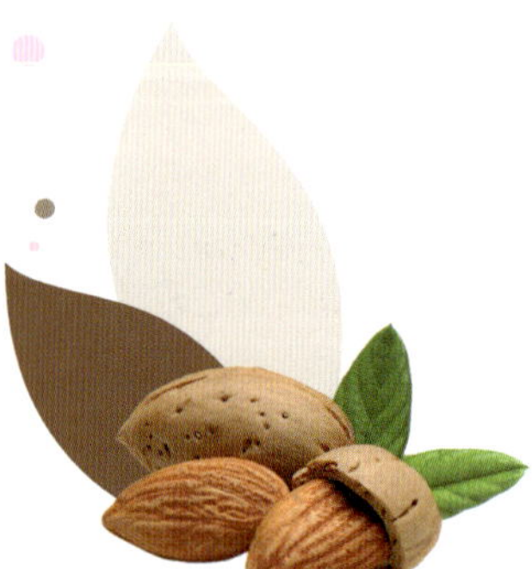

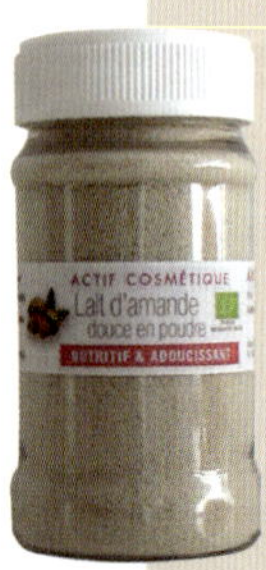

Zoom

Le lait d'Amande douce en poudre est un actif très innovant qui se disperse dans l'eau pour créer un lait d'amande doux et nourrissant pour la peau et les cheveux. Une merveille pour des bains lactés ressourçants et nutritifs.

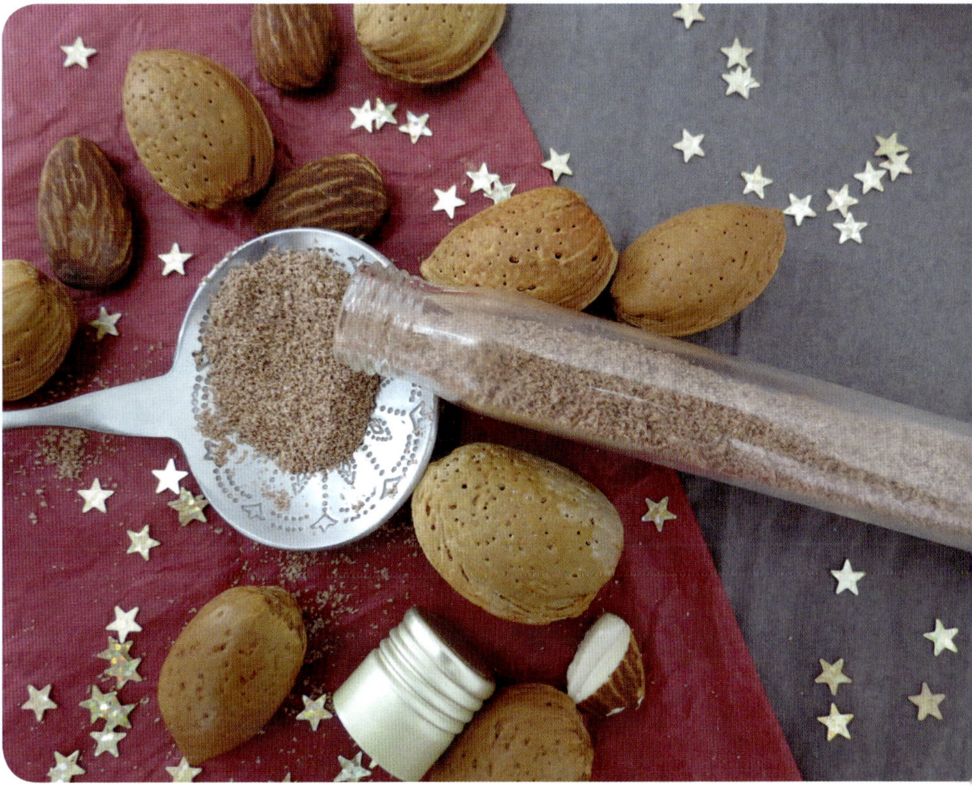

MISE EN ŒUVRE

✔ **Mettez** le lait d'Amande douce en poudre dans un bol.

✔ **Ajoutez** l'Argile rouge, le mica Bronze et la fragrance Body butter en mélangeant bien entre chaque ajout.

✔ **Transvasez la préparation** dans le tube à l'aide d'un entonnoir fin, si besoin.

Astuce

Pour un bain encore plus gourmand, ajoutez ½ cuillère à café de Cacao en poudre à votre préparation.

Soin démêlant nutrition au Cacao

Une formule nourrissante aux extraits de Cacao et à l'huile d'Amande douce pour des cheveux tout doux, brillants et délicieusement parfumés. Appliquez après le shampooing sur cheveux essorés, laissez poser 5 minutes, puis rincez à l'eau claire. Nous vous conseillons d'utiliser une spatule pour prélever votre soin avec une hygiène parfaite.

Réalisation : 10 minutes | Coût : € | Niveau : facile | Conservation : 3 mois | Tous types de cheveux

Contenant

Un pot 100 ml

Ingrédients

- **Beurre végétal de Cacao blanc BIO : 10 ml**
- **Émulsifiant BTMS : 2,5 pelles de 2 ml (ou 2 cuillères à café et demie)**
- **Huile végétale d'Amande douce BIO : 5 ml**
- **Eau minérale : 80 ml**
- **Extrait aromatique de Chocolat BIO : 2,5 ml**
- **Conservateur Cosgard : 22 gouttes**

Matériel

- **Deux bols**
- **Un batteur-mousseur électrique**
- **Une pipette graduée de 10 ml**
- **Une pelle de dosage de 2 ml (ou une cuillère à café)**

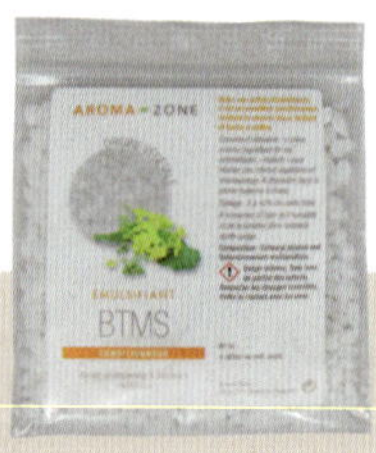

Zoom

D'origine végétale, l'émulsifiant BTMS est un conditionneur capillaire très doux et respectueux qui lisse et démêle le cheveu. Il est ainsi très utile pour composer des shampooings « crème », des masques capillaires et des après-shampooings démêlants.

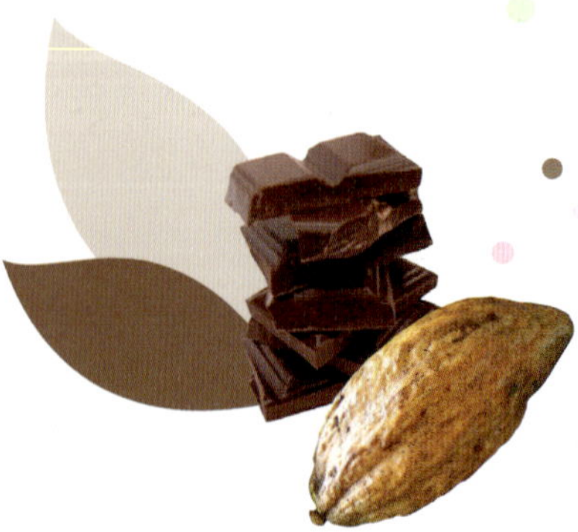

MISE EN ŒUVRE

✔ **Faites fondre** dans un bol au bain-marie et à feu doux 2 cuillères à soupe de beurre de Cacao blanc. **Retirez du feu, puis transférez** dans un autre bol le volume nécessaire de beurre à l'aide de la pipette.

✔ **Ajoutez** l'émulsifiant BTMS, puis l'huile d'Amande douce en la dosant à la pipette.

✔ **Dans un autre bol,** transférez l'eau minérale à l'aide de la pipette graduée.

✔ **Faites chauffer les deux bols** séparément au bain-marie.

✔ Lorsque l'émulsifiant BTMS est totalement fondu et que l'eau minérale commence à frémir, **sortez les bols** du bain-marie.

✔ **Ajoutez lentement l'eau frémissante** dans l'autre bol en remuant vigoureusement pendant environ 3 minutes à l'aide du batteur-mousseur (mobile défloculeuse).

✔ **Mettez le bol dans un fond d'eau froide** et agitez jusqu'au refroidissement complet.

✔ **Ajoutez** l'extrait aromatique de Chocolat en le dosant à l'aide de la pipette, puis le conservateur Cosgard en mélangeant bien entre chaque ajout.

✔ **Transvasez la préparation** dans le pot.

Astuce

Otez avec précaution le codigoutte de l'extrait aromatique de chocolat pour le prélever à l'aide de la pipette graduée.

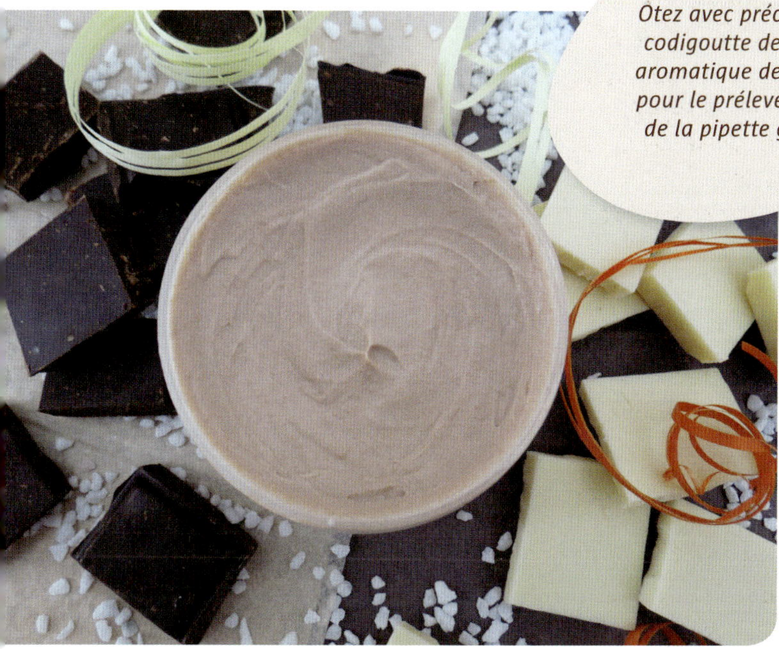

Index

Crédits

Couverture : ©Aroma-Zone.

Photographies : ©Aroma-Zone.

Sauf : p. 33, 36, 44 (feuilles de bambou) ©Fotolia/twixx - **p. 56 (aloe vera)** ©Fotolia/cedrov - **p. 39 (luzerne)** ©Fotolia/dabjola - **p. 42, 48 (citron vert)** ©Fotolia/volff - **p. 78 (graines de café)** ©Fotolia/mushisushi - **p. 80, 86 (clémentine)** ©Fotolia/Yves Roland - **p. 120, 122 (miel)** ©Fotolia/Marius Necula - **p. 132, 136, 138, 140 (amandes)** ©Fotolia/mates - **p. 107, 134 (fleur de vanille)** ©Istockphoto/JoeBiafore.

Direction d'édition : Thierry Lamarre - Responsable d'édition : Adeline Lobut - Conception des recettes, textes et photographies : Aroma-zone - Correction-révision : Isabelle Misery - Conception graphique, mise en pages et couverture : Either Studio - Éditions Marie Claire - Publiées par Société d'Information et de Créations - SIC Une société de Marie Claire Album - 10, bd des Frères-Voisin 92792 Issy-Les-Moulineaux CEDEX 9 - France - Tél. 01 41 46 88 88 - RCS Nanterre 302 114 509 - SARL au capital de 3.822.000 euros - © 2013, Éditions Marie Claire - Société d'Information et de Créations - SIC - ISBN : 978-2-84831-614-7 - N° Éditeur : 38369 - Imprimé par G. Canale, Borgaro (Italie). - Dépôt légal : septembre 2013 - Réimpression : 2015 - www.editionsmarieclaire.com